제2판

대학 임상병리학과 학습목표

한국 임상병리학과 교수협의회 편

고려의학

대학 임상병리학과 학습목표 편집 위원

위 원 장 : 정 순 희(진주보건대학)
부위원장 : 최 승 구(신흥대학)

임상화학	김 종 호(원광보건대학) 류 재 두(마산대학) 정 헌 근(혜천대학)
미생물학	홍 성 노(동남보건대학) 박 창 은(남서울대학교)
조직·세포학	곽 성 규(마산대학) 안 승 주(대구보건대학)
혈액·수혈검사학	김 일 택(대전보건대학) 조 윤 경(동남보건대학)
면역·혈청학	최 승 구(신흥대학) 서 설(대구보건대학)
임상생리학	김 대 식(동남보건대학) 최 완 수(광양보건대학)
분자생물학	양 병 선(진주보건대학) 권 순 일(대구보건대학)
공중보건학	조 경 진(고려대학교 보건과학대학) 신 숙 희(대전보건대학)
해부생리학	이 옥 경(대전보건대학) 김 병 원(김천대학)

머 리 말

1963년에 우리나라 대학에 임상병리학과가 처음 설치된 이후 현재 3년제 대학 20개교, 4년제 대학교 19개교 총 39개 고등교육기관이 개설되어 우리나라 임상병리학은 괄목할 만한 발전이 거듭되고 있습니다.

지난 2002년 한국임상병리학과 교수협의회 회장이신 김신무 교수님을 주축으로 학습목표 초판을 발간하였고, 2006년 교수협의회 회장이신 김영권 교수님을 주축으로 개정이 이루어진 후 전공교과목의 세분화와 의료현장의 급격한 변화, 국가고시 문항수와 배점의 증가 등 문항개발기준을 새롭게 세워할 필요에 따라 각 임상병리분과검사학회와 전공별 교수님들과 여러 차례 워크숍을 통해 새로운 문항개발기준을 설정하여 학습목표개정판을 발간하게 되었습니다.

본 개정판의 특징은 그 학과목을 학습한 후에 학생들이 응용하여 정리할 수 있는 가장 기본적인 것들로 학과목별 학습목표를 설정하여 A와 B파트로 나누어 A는 반드시 숙지해야 할 내용으로, B는 담당교수님의 재량에 따라 학습하도록 정리하였습니다. 학습목표에 들어 있지 않은 내용은 대학의 사정에 따라 추가 또는 보완하여 학습하도록 구성되어 있어 학생들 교육에 반드시 필요한 지침이 될 것으로 생각됩니다.

앞으로 바랄 것은 학습목표가 단순히 학생을 교육하는 차원과 국가고시를 준비하는 것에서만 머무를 것이 아니라 하루가 다르게 발전하는 임상병리사 직종의 직무 분석을 토대로 살아 있는 교육이 될 수 있도록 계속하여 개정해 나가길 바라며, 미래 지향적인 학습목표를 설정하여 임상병리검사학 발전에 기여해 주실 것을 부탁드립니다. 그동안 수고해 주신 한국임상병리학과 교수협의회 산하 전공과목별 각 분과 교수님들에게 진심으로 감사드리며, 임상병리사의 업무에 대해 많은 조언을 해주신 대한임상병리사협회 안용호 회장님을 비롯해 임상병리분과검사학회 여러분들에게 감사의 말씀을 전합니다.

끝으로 대학임상병리학과 학습목표를 발행하는 데 물심양면으로 도움을 주신 고려의학 최병진 사장님과 편집부 직원 여러분들께 감사드립니다.

2009년 9월

한국 임상병리학과 교수협의회 회장 **정 순 희**

차 례

병리학

차 례	단 원	강의시간
제1장	서론 및 병리학사	2
제2장	병인론	4
제3장	세포의 손상 및 적응	6
제4장	염증과 수복	6
제5장	체액 및 순환장애	6
제6장	면역계 질환	3
제7장	종 양	4
	합 계	31시간

제1장 서론 및 병리학사(2시간)

학습목표

1. 병리학의 정의를 설명한다. (A)
2. 기초의학과 임상의학을 비교한다. (A)
3. 임상병리학과 해부병리학을 구분하여 설명한다. (A)
4. 병리학의 역사를 설명한다. (A)
5. 질병에 대해 정의한다. (A)

제2장 병인론(4시간)

학습목표

제1절 내 인(2시간)

1. 연령, 성별, 인종에 따른 일반적 소인(disposition)을 설명한다. (A)
2. 개인적 소인(체질)을 설명한다. (A)

3. 유전성 질환에 대하여 설명한다. (A)
4. 염색체 이상 증후군에 대하여 설명한다. (A)

제2절 외 인(2시간)

1. 물리적 요인의 종류 및 관련 질환에 대하여 설명한다. (A)
2. 화학적 요인의 종류 및 관련 질환에 대하여 설명한다. (A)
3. 영양물 장애 요인의 종류 및 관련 질환에 대하여 설명한다. (A)
4. 병원성 미생물의 종류 및 특징에 대하여 설명한다. (A)

제3장 세포의 손상 및 적응(6시간)

학습목표

제1절 세포손상(2시간)

1. 세포의 항상성 안정상태(homeostasis)를 설명한다. (A)
2. 세포손상의 정의를 설명한다. (A)
3. 가역적 세포손상과 비가역적 세포손상을 비교한다. (A)
4. 세포손상의 원인에 대해 설명한다. (A)
5. 허혈성 및 저산소성에 의한 가역적 세포손상을 설명한다. (A)
6. 허혈성 및 저산소성에 의한 비가역적 세포손상을 설명한다. (A)
7. 유리기에 의한 세포손상을 설명한다. (A)
8. 화학적 손상에 대해 설명한다. (A)
9. 가역적 손상의 현미경적 세포의 변화를 열거한다. (A)
10. 세포종창에 대해 설명한다. (A)
11. 지방변성에 대해 설명한다. (A)
12. 비가역적 손상의 현미경적 세포의 변화를 열거한다. (A)
13. 비가역적 세포손상의 아래 내용에 대해 원인, 특징 및 분포를 설명한다. (A)
    1) 응고괴사 2) 액화괴사 3) 괴저성 괴사
    4) 건락성 괴사 5) 지방괴사
14. 아포토시스(apoptosis)와 괴사(necrosis)를 비교한다. (A)
15. 자가융해(antolysis)의 원인을 설명한다. (A)

제2절 세포내 축적(2시간)

1. 세포내 물질축적의 원인을 설명한다. (A)
2. 정상세포내 비정상적으로 물질이 축적되는 기전에 대해 설명한다. (A)

3. 지질축적과 관련된 아래의 사항에 대해 설명한다. (A)
   1) 지방변성의 개념　2) 지방간의 병인　3) 황색종
4. 단백질 축적과 관련된 아래 사한에 대해 설명한다. (A)
   1) 단백질의 분해기전　2) 단백뇨
5. 탄수화물 축적과 관련된 아래 사항을 설명한다. (A)
   1) 글리코겐의 분해기전　2) 당뇨병　3) 글리코겐 저장병
6. 내인성 색소와 외인성 색소의 종류를 열거한다. (A)
7. 색소 축적에 대해 아래 사항을 설명한다. (A)
   1) 멜라닌　2) 탄분증　3) 빌리루빈　4) 갈색색소
8. 석회화에 대해 설명한다. (A)

제3절 세포의 적응(2시간)

1. 세포의 적응에 대해 정의한다. (A)
2. 생리적 적응과 병적 적응을 비교한다. (A)
3. 세포의 적응과 관련된 아래의 용어에 대해 정의, 원인, 종류 및 형태에 대해 설명한다. (A)
   1) 위축　2) 비대　3) 증식　4) 화생　5) 이형성증

제4장 염증과 수복(6시간)

학습목표

제1절 개요(0.5시간)

1. 염증의 정의에 대하여 설명한다. (A)
2. 염증에 영향을 미치는 생체의 조건을 열거한다. (A)
3. 염증의 5대 징후에 대해 설명한다. (A)
4. 염증의 원인을 규명한다. (A)

제2절 급성염증(2시간)

1. 급성염증의 정의를 설명한다. (A)
2. 급성염증의 진행과정에 대해 설명한다. (A)
3. 탐식작용의 과정에 대해 설명한다. (A)
4. 급성 염증 화학적 매개체의 종류를 열거한다. (A)
5. 아래의 혈관활성 아민류의 작용에 대해 설명한다. (A)
   1) 히스타민(histamine)　2) 세포토닌(serotonin)

6. 아래의 혈장단백 분해효소의 작용에 대해 설명한다. (A)
   1) 보체계　　2) 키닌(kinin)계　　3) 혈액응고계
7. 프로스타글란딘에 대해 설명한다. (A)
8. 류코트리엔에 대해 설명한다. (A)
9. 사이토카인에 대해 설명한다. (A)
10. 아라키돈산(arachidonic acid)에 대해 설명한다. (A)
11. 단핵성 탐식세포계에 대해 설명한다. (A)

제3절 만성염증(0.5시간)

1. 만성염증의 정의를 성명한다. (A)
2. 만성염증이 발생하는 경로에 대해 설명한다. (A)
3. 만성염증의 조직학적 병화에 대해 설명한다. (A)

제4절 염증의 분류(2시간)

1. 삼출물의 성상에 따라 분류한 아래 염증의 특성에 대해 설명한다. (A)
   1) 장액성 염증　　2) 섬유소성 염증　　3) 화농성 염증
   4) 점액성 염증　　5) 출혈성 염증　　6) 괴저성 염증
2. 세포성염(cellularitis)과 농양(abscess)을 비교한다. (A)
3. 만성 육아종성 염증의 조직학적 특징을 열거한다. (A)
4. 만성육아종성 염증의 종류를 열거한다. (A)
5. 미란(erosion)과 궤양(ulcer)을 비교한다. (A)

제5절 치유와 수복(2시간)

1. 재생에 대해 정의한다. (A)
2. 재생능력에 따른 세포를 분류한다. (A)
3. 결합조직에 의한 수복과정을 설명한다. (A)
4. 창상치유에 대해 설명한다. (A)
5. 창상치유에 영향을 미치는 인자를 열거한다. (A)
6. 육아조직을 수반하지 않는 이물처리 방법을 설명한다. (A)
7. 육아조직을 수반하는 이물처리 방법에 대해 설명한다. (A)

제5장 체액 및 순환장애(6시간)

학습목표

제1절 부종(1.5시간)

1. 부종에 대해 정의한다. (A)
2. 부종을 원인별로 분류한다. (A)
3. 부종이 생기는 기전에 대해 설명한다. (A)
4. 아래 부종액에 대해 설명한다. (A)
   1) 삼출액(exudate) 2) 여출액(transudate)
5. 심장성 부종에 대해 설명한다. (A)
6. 신성부종에 대해 설명한다. (A)
7. 부종의 형태학적 소견에 대해 설명한다. (A)

제2절 충혈과 울혈(1시간)

1. 충혈과 울혈을 비교한다. (A)
2. 충혈에 대해 아래 사항을 설명한다. (A)
   1) 정의 2) 원인 3) 분류
3. 울혈에 대해 아래 사항을 설명한다. (A)
   1) 정의 2) 원인 3) 분류
4. 전신성 울혈과 국소적 울혈의 차이를 비교한다. (A)

제3절 출혈(0.5시간)

1. 출혈(hemorrhage)에 대해 정의한다. (A)
2. 출혈의 종류에 대해 설명한다. (A)
3. 파탄성 출혈과 누출성 출혈을 비교한다.
4. 자반병에 대해 설명한다. (A)
5. 출혈의 원인에 대해 설명한다. (A)

제4절 혈전증과 혈전(1시간)

1. 혈전증을 정의한다. (A)
2. 정상적인 지혈의 기전에 대해 설명한다. (B)
3. 혈전형성 기전에 대해 설명한다. (A)
4. 혈전의 종류에 대해 설명한다. (A)
5. 파종성 혈관내 응고에 대해 설명한다. (A)

제5절 색전증과 색전(1시간)

1. 색전증에 대해 정의한다. (A)
2. 색정증이 발생되는 질환을 분류한다. (A)
3. 색전증의 발생원인 아래에 대해 설명한다. (A)
   1) 혈전 2) 공기 또는 가스 3) 지방 4) 양수
4. 폐색증과 전신성 색전증을 비교한다. (A)
5. 색전의 결과 나타날 수 있는 아래의 질환에 대해 설명한다. (A)
   1) 뇌졸중 2) 심근경색

제6절 경색증(0.5시간)

1. 경색증에 대하여 정의한다. (A)
2. 경색증의 임상적 중요성에 대해 설명한다. (A)
3. 경색증의 종류에 대해 설명한다. (A)
4. 경색증의 결과로 나타나는 아래의 현상에 대해 설명한다. (A)

제7절 쇽(0.5시간)

1. 쇽에 대하여 정의한다. (A)
2. 쇽을 원인별로 구분하여 설명한다. (A)
3. 쇽을 병태생리학적으로 구분하여 설명한다. (A)
4. 쇽의 형태학적 변화에 대해 설명한다. (A)
5. 쇽의 임상적 경과에 대해 설명한다. (A)

제6장 면역계 질환(3시간)

학습목표

1. 면역학의 기본 개요를 설명한다. (A)
2. 항원에 대해 정의한다. (A)
3. 항원의 특이성에 대해 설명한다. (A)
4. 항체에 대해 정의한다. (A)
5. 선천성 면역과 후천성 면역을 비교한다. (A)
6. 체액성 면역과 선천성 면역을 비교한다. (A)
7. 면역작용에 관여하는 아래의 세포에 대하여 설명하다. (A)
   1) T림프구 2) B림프구
   3) 대식세포 4) 자연살해 세포

8. 과민성 반응을 정의한다. (A)
9. 아래의 과민성 반응의 종류에 대해 설명한다. (A)
   1) 제Ⅰ형 과민 반응 2) 제Ⅱ형 과민 반응 3) 제Ⅲ형 과민 반응
   4) 제Ⅳ형 과민 반응 5) 제Ⅴ형 과민 반응
10. 자가면역질환을 정의한다. (A)
11. 전신성 홍반성 낭창에 대해 설명한다. (A)
12. 이식거부 반응에 대해 설명한다. (A)
13. 면역결핍증후군을 정의한다. (A)
14. 후천성 면역결핍 증후군에 대해 설명한다. (A)

제7장 종 양(4시간)

학습목표

1. 종양의 정의를 설명한다. (A)
2. 종양의 기원에 대해 설명한다. (A)
3. 종양의 육안적 발육형태에 대해 설명한다. (A)
4. 아래의 종양의 조직학적 발육형태에 대해 설명한다. (A)
   1) 외생장성 발육 2) 내생장성 발육
5. 아래의 봉양의 국소적 발육형태에 대해 설명한다. (A)
   1) 침윤성 발육 2) 팽창성 발육
6. 종양의 기본구조인 실질과 기질을 비교한다.
7. 종양의 세포학적 특징에 대해 설명한다. (A)
8. 종양을 아래방법으로 분류한다. (A)
   1) 임상적 2) 조직발생학적
9. 양성종양과 악성종양의 차이를 설명한다. (A)
10. 종양의 발생기전인 아래의 내용에 대해 설명한다. (A)
   1) 개시과정 2) 촉진과정
11. 암 유발인자를 열거한다. (A)
12. 암 발생 기전에 대해 설명한다. (A)
13. 종양의 전이경로인 아래의 내용에 대해 설명한다. (A)
   1) 림프행적 전이 2) 혈행성 전이 3) 파종성 전이
14. 종양세포의 세포분화 정도에 대해 설명한다. (A)
15. 종양세포의 물질 분비능에 대해 설명한다. (A)
16. 암종과 육종을 비교한다. (A)

17. 종양을 진단하는 방법에 대해 설명한다. (A)
18. 종양이 숙주에게 미치는 영향을 아래에 따라 분류한다. (A)
    1) 국소적 영향   2) 전신적영향
19. 종양의 악성도를 표시하는 기준에 대해 설명한다. (A)
20. 종양의 병기에 대해 설명한다. (A)
21. 우리나라에서 남자와 여자의 암 발생빈도에 대해 설명한다. (A)

조직학

차 례	단 원	강의시간
제1장	서론	2
제2장	세포	4
제3장	상피조직	3
제4장	결합조직	4
제5장	연골조직	3
제6장	뼈조직	2
제7장	신경조직	3
제8장	근육조직	3
제9장	순환기계	4
제10장	림프기관	3
제11장	소화기계	6
제12장	호흡기계	4
제13장	비뇨기계	3
	합 계	44시간

제1장 서론(2시간)

학습목표

1. 조직학의 어원을 설명한다. (A)
2. 조직학의 개념에 대해 설명한다. (A)
3. 4가지 기본조직을 열거한다. (A)
4. 4가지 기본조직의 특징을 설명한다. (A)
5. 4가지 기본조직의 발생학적 기원을 설명한다. (A)
6. 4가지 기본조직의 기능에 대해 설명한다. (A)
7. 4가지 기본조직이 형성하는 기관을 설명한다. (A)

제2장 세포(4시간)

학습목표

1. 인체세포의 크기와 형태에 대하여 설명한다. (A)
2. 세포의 일반적인 구조에 대하여 설명한다. (A)
3. 세포막의 구조에 대해 설명한다. (A)
4. 세포질 소기관의 종류, 구조적 특징 및 기능을 설명한다. (A)
5. 세포함유물(cell inclusions)의 종류를 열거한다. (A)
6. 세포에서의 물질의 섭취와 배출활동에 대하여 설명한다. (A)
7. 핵의 구조와 구성성분에 대하여 설명한다. (A)
8. 세포분열 과정을 설명한다. (A)
9. 세포주기와 세포분화 과정을 설명한다. (A)

제3장 상피조직(3시간)

학습목표

1. 상피조직의 특징에 대하여 설명한다. (A)
2. 상피조직을 기능에 따라 분류한다. (A)
3. 상피조직을 모양과 배열에 따라 분류한다. (A)
4. 분류된 각 상피의 출현장기를 열거한다. (A)
5. 상피세포의 복합 세포사이연접에 대하여 설명한다. (A)
6. 상피세포의 자유표면의 특수구조에 대하여 설명한다. (A)
7. 기저면의 특수구조와 기능에 대하여 설명한다. (A)
8. 세포질의 분화로 인한 구조와 분포에 대해 설명한다. (A)
9. 샘을 구성하는 세포의 종류와 특징을 설명한다. (A)
10. 샘을 구성하는 세포수에 따라 분류한다. (A)
11. 내분비샘과 외분비샘의 차이점을 열거하고 분비과정을 설명한다. (A)
12. 외분비샘을 분비물의 배출방식에 따라 분류하고 예를 든다. (A)
13. 외분비샘을 분비물의 생화학적 성상에 따라 분류하고 예를 든다. (A)
14. 외분비샘을 분비부위의 형태와 도관의 분지상에 따라 분류하고 예를 든다. (A)

제4장 결합조직(4시간)

학습목표

1. 결합조직의 구성성분을 열거한다. (A)
2. 다음에 열거한 결합조직 세포의 구조와 기능에 대해 설명한다. (A)
   1) 섬유모세포　2) 미분화세포　3) 큰포식세포
   4) 형질세포　5) 비만세포　6) 산호성세포
   7) 림프구　8) 색소세포　9) 지방세포
3. 유주세포의 종류를 열거하고, 그 기원 및 기능에 대하여 설명한다. (A)
4. 결합조직 섬유의 종류와 구조의 차이점을 설명한다. (A)
5. 무형질(ground substance)의 구성성분을 설명한다. (A)
6. 고유결합조직을 세포와 기질의 특성에 따라 분류한다. (A)

제5장 연골조직(3시간)

학습목표

1. 연골의 종류와 그 분포 부위를 열거한다. (A)
2. 연골조직의 기본구조에 대해 설명한다. (A)
3. 다음 각 연골의 구조적 특정을 설명한다. (A)
   1) 유리연골　2) 탄력연골　3) 섬유연골
4. 연골막의 구조와 기능에 대하여 설명한다. (A)

제6장 뼈조직(2시간)

학습목표

1. 뼈조직의 일반구조에 대하여 설명한다. (A)
2. 다음 세포들의 구조와 기능에 대하여 설명한다. (A)
   1) 뼈조상세포(osteoprogenitor cell)　2) 뼈모세포(osteoblast)
   3) 뼈세포(osteocyte)　4) 뼈파괴세포(osteoclast)
3. 치밀뼈와 해면뼈의 차이에 대하여 설명한다. (A)
4. 치밀뼈의 층판구조에 대하여 설명한다. (A)

5. 뼈조직 발생에 대하여 설명한다. (A)
6. 뼈의 성장과 재구성(remodeling)에 대하여 설명한다. (A)
7. 골내막과 골막의 구조적 차이와 기능에 대하여 설명한다. (A)
8. 뼈의 기능에 대해 설명한다. (A)
9. 관절을 분류하고 그 예를 든다. (A)
10. 윤활관절의 구조를 도해한다. (A)
11. 윤활막의 구조에 대하여 설명한다. (A)

제7장 신경조직(3시간)

학습목표

1. 신경조직의 발생과정을 설명한다. (A)
2. 신경원의 구조적 특징에 대하여 설명한다. (A)
3. 신경원을 형태에 따라 구분하고, 그 분포부위를 열거한다. (A)
4. 신경원 사이연접(시냅스)의 구조에 대하여 설명한다. (A)
5. 신경섬유를 구조적 특징에 따라 구분하고, 분포부위를 열거한다. (A)
6. 중추신경과 말초신경에서 수초 형성과정을 설명한다. (A)
7. 말초신경에서 결합조직의 피복상태에 대하여 설명한다. (A)
8. 신경절의 종류 및 조직학적 특징을 설명한다. (A)
9. 신경종말의 종류를 열거하고, 각 구조에 대하여 설명한다. (A)
10. 신경종말을 기능에 따라 분류한다. (A)
11. 신경교세포의 종류를 구분하고 세포학적 특징 및 기능에 대하여 설명한다. (A)
12. 신경섬유의 변성과 재생에 대하여 설명한다. (A)

제8장 근육조직(3시간)

학습목표

1. 근육의 특징을 열거한다. (A)
2. 근육을 형태학적으로 구분하고 분포부위를 열거한다. (A)
3. 평활근 세포의 구조적 특징에 대하여 설명한다. (A)
4. 골격근 세포의 구조적 특징에 대하여 설명한다. (A)
5. 골격근의 구축(organization)에 대하여 설명한다. (A)

6. 심장근 세포의 구조적 특징에 대하여 설명한다. (A)
7. 3가지 근세포의 수축기전을 비교 설명한다. (A)
8. 심장자극전도계통에 대하여 설명한다. (A)

제9장 순환기계(4시간)

학습목표

1. 순환기 계통을 분류하고 기능을 설명한다. (A)
2. 혈관벽의 일반구조에 대하여 설명한다. (A)
3. 모세혈관을 구조적 차이에 의하여 구분하고, 분포부위를 열거한다. (A)
4. 동맥벽의 일반구조를 설명한다. (A)
5. 동맥을 굵기에 따라 구분하고, 각 동맥의 구조적 차이를 설명한다. (A)
6. 정맥벽의 일반구조에 대하여 설명한다. (A)
7. 정맥을 굵기에 따라 구분하고, 각 정맥의 구조적 차이를 설명한다. (A)
8. 동정맥연결에 대하여 설명하고 그 예를 든다. (A)
9. 심장벽의 일반구조를 설명한다. (A)
10. 심장골격(cardiac skeleton)의 구성과 위치에 대하여 설명한다. (A)
11. 심장 자극전도계통(impulse-conducting system)에 대해서 설명한다. (A)
12. 심장근섬유와 심장전도근섬유(세포)의 차이점을 설명한다. (A)
13. 림프관과 혈관벽의 차이를 설명한다. (A)
14. 모세림프관의 특징을 설명한다. (A)

제10장 림프기관(3시간)

학습목표

제1절 림프절(1시간)

1. 림프절의 일반구조와 기능을 설명한다. (A)
2. 림프절 종자(배) 중심의 특징을 설명한다. (A)
3. 림프절에서 림프동의 연결상태에 대하여 설명한다. (A)
4. 곁피질(paracortical zone)의 중요성에 대하여 설명한다. (A)

제2절 편도(0.5시간)

1. 편도의 종류를 열거하고, 그 위치를 밝힌다. (A)
2. 편도의 구조에 대하여 설명한다. (A)

제3절 가슴샘(0.5시간)

1. 가슴샘의 현미경적 구조를 설명한다. (A)
2. 가슴샘세포의 특징과 기능을 설명한다. (A)
3. 가슴샘 상피성세망세포의 특징을 열거한다. (A)
4. 가슴샘의 발생과 퇴화현상에 대하여 설명한다. (A)
5. 혈액-가슴샘관문의 구조와 기능적 의의에 대하여 설명한다. (A)

제4절 비장(1시간)

1. 비장의 일반구조에 대하여 설명한다. (A)
2. 백색수질의 구조적 특징에 대하여 설명한다. (A)
3. 적색수질의 구조적 특징에 대하여 설명한다. (A)
4. 비장의 혈액순환에 대하여 설명한다. (A)
5. 비장의 기능에 대하여 설명한다. (A)

제11장 소화기계(6시간)

학습목표

1. 소화관과 그 부속기관의 일반적 구조에 대하여 설명한다. (A)
2. 유강기관(hollow organ)과 실질기관(parenchymal organ)의 차이를 구조한다. (A)

제1절 구강과 부속샘 및 인두(0.5시간)

1. 입술의 일반적 구조에 대하여 설명한다. (A)
2. 구강점막의 구조에 대하여 설명한다. (A)
3. 경구개와 연구개 점막의 구조를 비교한다. (A)
4. 혀의 일반구조에 대하여 설명한다. (A)
5. 혀유두의 종류와 위치, 그리고 구조에 대하여 설명한다. (A)
6. 맛봉오리의 구조를 설명하고, 맛봉오리가 분포하는 부위를 열거한다. (A)
7. 큰침샘의 종류에 따라 구조적 차이를 설명한다. (A)
8. 작은침샘의 종류와 위치를 열거한다. (A)
9. 인두의 일반적 구조에 대하여 설명한다. (A)

제2절 치아(0.5시간)

1. 치아의 일반구조에 대하여 설명한다. (A)
2. 상아질의 구조와 그 형성과정에 대하여 설명한다. (A)
3. 에마멜질의 구조와 그 형성과정에 대하여 설명한다. (A)
4. 시멘트질의 구조에 대하여 설명한다. (A)
5. 치아수질의 구조에 대하여 설명한다. (A)
6. 잇몸의 구조에 대하여 설명한다. (A)
7. 잇몸과 이틀뼈(alveolar bone), 이틀뼈와 시멘트질 사이의 연결상태를 비교 설명한다. (A)
8. 치아의 조직발생에 대하여 설명한다. (A)

제3절 식도와 위(1.5시간)

1. 식도벽의 일반적 구조에 대하여 설명한다. (A)
2. 위벽의 일반적 구조에 대하여 설명한다. (A)
3. 위표면상피세포의 구조적 특징을 설명한다. (A)
4. 고유위샘을 이루는 세포의 종류를 열거하고, 그 구조적 특징과 기능을 설명한다. (A)
5. 위몸통부분, 분문부분과 유문부분 점막의 구조를 비교한다. (A)
6. 위점막 상피세포의 재생과 전환과정에 대하여 설명한다. (A)

제4절 소장과 대장(2시간)

1. 소장벽의 일반구조에 대하여 설명하고, 소장 각 부위별 특징을 열거한다. (A)
2. 소장점막의 특수구조(돌림주름, 융모, 미세융모)를 설명하고 중요성을 지적한다. (A)
3. 단백질, 탄수화물 및 지질의 흡수과정에 대하여 설명한다. (A)
4. 무리림프소절(Peyr's patch)의 구조와 기능에 대하여 설명한다. (A)
5. 충수의 일반적 구조에 대하여 설명한다. (A)
6. 맹장, 결장 및 직장의 일반적 구조를 비교한다. (A)
7. 항문관의 일반적 구조에 대하여 설명한다. (A)
8. 소장과 대장의 구조적인 특징을 비교한다. (A)
9. 다음 상피세포의 분포부위, 구조적 특징 및 기능에 대하여 설명한다. (A)
   1) 흡수세포 2) 술잔세포 3) 산호성과립세포(Paneth cell)
   4) 미분화세포
10. 장내분비세포(enteroendocrine cell)의 종류, 분포부위 및 기능을 설명한다. (A)
11. 장점막 상피세포의 재생과 전환과정을 설명한다. (A)

제5절 간과 담낭(1시간)

1. 간의 일반적 구조에 대하여 설명한다. (A)
2. 간의 분엽화(lobulation) 즉 간소엽(hepatic lobule), 문맥소엽(portal lobule) 및 간

샘포(liver acinus)의 구별점과 기능적 의의에 대하여 설명한다. (A)
3. 문맥관의 간삼조(portal triad)에 대하여 설명한다. (A)
4. 간세포의 구조에 대하여 설명한다. (A)
5. 동모양혈관과 동모양혈관주위공간의 구조를 도해한다. (A)
6. 간속에서 담즙의 배출 경로를 열거한다. (A)
7. 간의 기능과 재생에 대하여 설명한다. (A)
8. 간의 혈관분포에 대하여 설명한다. (A)
9. 담낭벽의 일반구조에 대하여 설명한다. (A)

제6절 췌장(0.5시간)

1. 췌장의 일반적 구조에 대하여 설명한다. (A)
2. 도관 각 부위의 상피세포의 구조적 특징을 열거한다. (A)
3. 내분비부분을 구성하는 세포의 종류와 기능을 설명한다. (A)

제12장 호흡기계(4시간)

학습목표

1. 호흡기계통의 일반적 구조에 대하여 설명한다. (A)
2. 비강점막 각 부위의 조직학적 구조를 비교 설명한다. (A)
3. 부비동 점막의 구조에 대하여 설명한다. (A)
4. 후두의 구조를 설명한다. (A)
5. 기관 및 기관지의 구조를 비교 설명한다. (A)
6. 세기관지와 호흡세기관지의 구조와 상피세포의 종류를 설명한다. (A)
7. 폐소엽(pulmonary lobule)의 구조에 대하여 설명한다. (A)
8. 폐포상피를 이루는 호흡상피세포 및 큰폐포세포의 구조적 차이와 기능에 대하여 설명한다. (A)
9. 폐포사이중격에 대하여 설명한다. (A)
10. 혈액-공기장벽의 구조와 기능적 의의에 대하여 설명한다. (A)
11. 비강에서 폐포에 이르기까지의 공기의 통로를 차례로 연결한다. (A)

제13장 비뇨기계(3시간)

1. 콩팥의 세로단면을 도해한다. (A)
2. 요세관을 부위별로 구분하고, 각 부위의 상피세포의 구조적 특징과 기능을 설명한다. (A)
3. 콩팥소체의 일반적 구조에 대하여 설명한다. (A)
4. 여과장벽의 구조에 대하여 설명한다. (A)
5. 사구체결복합체의 구조와 기능에 대하여 설명한다. (A)
6. 콩팥간질의 구조에 대한 설명한다. (A)
7. 콩팥에서의 혈액순환에 대하요 설명한다. (A)
8. 콩팥깔때기와 요관의 구조에 대하여 설명한다. (A)
9. 방광의 구조에 대하여 설명한다. (A)

조직검사학

<table>
<tr><th rowspan="2">차 례</th><th rowspan="2">단 원</th><th colspan="2">강의시간</th></tr>
<tr><th>이론</th><th>실습</th></tr>
<tr><td>제1장</td><td>서론 및 조직검사법의 분류</td><td colspan="2">1</td></tr>
<tr><td>제2장</td><td>조직검사시료의 종유와 기본절취 방법</td><td>2</td><td>2</td></tr>
<tr><td>제3장</td><td>조직의 고정</td><td>4</td><td>4</td></tr>
<tr><td>제4장</td><td>조직의 침투 및 포매</td><td>2</td><td>4</td></tr>
<tr><td>제5장</td><td>포매블록의 박절</td><td>2</td><td>4</td></tr>
<tr><td>제6장</td><td>염색이론</td><td>3</td><td>4</td></tr>
<tr><td>제7장</td><td>헤마톡실린과 에오신염색</td><td>3</td><td>2</td></tr>
<tr><td>제8장</td><td>결합조직 염색</td><td>3</td><td>2</td></tr>
<tr><td>제9장</td><td>뼈조직의 표본제작</td><td>1</td><td>2</td></tr>
<tr><td>제10장</td><td>골격근 및 신경조직 염색</td><td>2</td><td>4</td></tr>
<tr><td>제11장</td><td>핵산 염색</td><td>1</td><td>2</td></tr>
<tr><td>제12장</td><td>탄수화물 염색</td><td></td><td></td></tr>
<tr><td>제13장</td><td>지질 염색</td><td>1</td><td>2</td></tr>
<tr><td>제14장</td><td>유전분 염색</td><td>1</td><td>2</td></tr>
<tr><td>제15장</td><td>생체색소와 무기질 염색</td><td>2</td><td>4</td></tr>
<tr><td>제16장</td><td>조직내 병원 미생물</td><td>2</td><td>4</td></tr>
<tr><td>제17장</td><td>효소조직화학</td><td>2</td><td>2</td></tr>
<tr><td>제18장</td><td>면역조직화학</td><td>4</td><td>2</td></tr>
<tr><td>제19장</td><td>분자병리학적 검사</td><td>2</td><td>2</td></tr>
<tr><td>제20장</td><td>전자현미경검사</td><td colspan="2">2</td></tr>
<tr><td>제21장</td><td>염색체 검사</td><td>1</td><td>2</td></tr>
<tr><td>제22장</td><td>유세포 분석기</td><td colspan="2">1</td></tr>
<tr><td></td><td>합 계</td><td colspan="2">92시간</td></tr>
</table>

제1장 서론 및 조직검사법의 분류(1시간)

학습목표

1. 조직검사학에 대하여 정의한다. (A)
2. 조직검사의 발달과정을 설명한다. (B)
3. 신선한 조직과 고정한 조직의 조직검사의 차이를 비교한다. (A)
4. 세포검사와 조직검사의 차이를 비교한다. (A)
5. 조직검사의 중요성에 대해 설명한다. (A)
6. 다음 조직검사법의 종류를 열거하고 차이점을 비교한다. (A)
   1) 조직학적 검사　2) 일반조직화학적 검사
   3) 효소조직화학적 검사　4) 면역조직화학적 검사
   5) ISH(in situ hybridization)
7. 다음 조직검사도구를 이용한 조직검사 차이점을 설명한다. (B)
   1) 광학현미경　2) 전자현미경　3) 유세포분석기
8. 현미경의 구성, 종류, 활용에 대해 설명한다. (B)

제2장 조직검사시료의 종류와 기본 절취방법(2/2)

1. 조직검체의 종류를 열거한다. (A)
2. 생검검체의 채취방법을 열거한다. (A)
3. 생검검체의 채취방법에 따른 부위를 열거한다. (A)
4. 생검검체와 수술검체의 검사 목적의 차이를 설명한다. (A)
5. 조직 및 장기의 기본 절취요령을 연습한다. (A)
6. 광학현미경과 전자현미경의 절취 크기에 대해 설명한다. (A)
7. 콩팥침생검조직의 3가지 필수 검사법과 절취방법을 실행한다. (A)
8. 콩팥침생검조직검사전 반드시 확인해야할 점에 대해 설명한다. (A)
9. 다음 장기들의 기본 절취방법을 실행한다. (A)
   1) 자궁　2) 위　3) 충수
10. 육안묘사에 필요한 내용을 말한다. (B)
11. 파리핀표본제작과정을 순서대로 열거한다. (A)
12. 조직절취를 위한 준비물을 설명한다. (B)

제3장 조직의 고정(4/4)

학습목표

1. 고정의 목적을 설명한다. (A)
2. 자가용해의 발생기전을 설명한다. (A)
3. 분류방법에 따라 고정제의 종류를 열거하고 특성을 설명한다. (A)
4. 고정제의 침투속도를 3등급으로 나누고 각각 예를 든다. (B)
5. 고정제중 인체에 위해한 것들을 열거하고, 그 영향 및 취급 시 주의할 점에 대해 설명한다. (B)
6. 고정액을 고정 특성에 따라 분류한다. (A)
7. 다음 고정액들의 구성성분과 용도에 대해 설명한다. (A)
   1) Carnoy용액　2) Bouin용액　3) Zenker용액
   4) Helly용액　5) B-5 용액
8. 포르말린 고정의 원리를 설명한다. (A)
9. 포르말린 고정의 장단점을 열거한다. (A)
10. 10%포르말린용액을 만드는 방법을 연습한다. (A)
11. Paraformaldehyde는 formaldehyde와 어떻게 다른가를 설명한다. (A)
12. 포르말린과 포름알데히드의 차이를 설명한다. (A)
13. 고정액으로 발생되는 색소의 종류를 열거한다. (A)
14. 고정색소의 발생과정을 설명한다. (A)
15. 고정색소의 예방 및 제거방법을 설명한다. (A)
16. 다음 조직검사들의 고정에 좋은 고정액에 대해 설명한다. (A)
    1) 효소조직화학　2) 형광항체법　3) 골격근의 횡문
    4) 갈색세포종　5) 전자현미경　6) 요산염
    7) 효소항체법　8) Masson trichrome염색
17. 조직을 고정하는 방법인 아래에 대해 설명한다. (A)
    1) 관류고정　2) 침수고정
    3) 극초단파 고정　4) 증기고정
18. 다음의 수술검체 장기들의 고정방법에 대하여 설명한다. (A)
    1) 위　2) 폐　3) 뇌
    4) 자궁　5) 콩팥
19. 조직의 고정에 영향을 미치는 요소를 기술하고, 각각을 설명한다. (A)
20. 적정한 고정액의 양에 대해 설명한다. (A)
21. 전시용 박물표본제작에 사용되는 고정액에 대해 설명한다. (A)

제4장 조직의 침투 및 포매(2/4)

학습목표

제1절 탈수

1. 탈수의 정의를 설명한다. (A)
2. 탈수제의 종류와 특성을 설명한다. (A)
3. 탈수시 알코올의 농도를 저농도로부터 고농도로 배열하는 이유에 대해 설명한다. (A)
4. 불충분한 탈수를 확인하는 방법에 대해 설명한다. (A)
5. 탈수가 불충분하여 투명제(예 : 자일렌)에 물이 혼입되었을 경우 어떤 현상이 발생하는지 설명한다. (A)

제2절 투명

1. 투명의 정의에 대해 설명한다. (A)
2. 투명제의 종류와 특성을 설명한다. (A)

제3절 침투

1. 침투의 정의에 대해 설명한다. (A)
2. 침투제와 포매제의 종류와 특성을 설명한다. (A)
3. 침투제 및 포매제의 용해와 경화 원리를 설명한다. (A)
4. 자동침투기(개방형과 밀폐형)에 대해 설명한다. (A)
5. 수동침투와 자동침투를 비교한다. (A)
6. 에탄올과 자일렌 그리고 파라핀과의 관계를 설명한다. (A)

제4절 포매

1. 포매의 정의에 대해 설명한다. (A)
2. 포매법의 종류를 열거하고 장단점을 설명한다. (A)
3. 각 포매제의 포매과정을 설명한다. (A)
4. 다음과 같은 검사에 적절한 포매과정과 포매제에 대해 설명한다. (A)
   1) 전자현미경 2) 효소조직화학
   3) 비탈회뼈조직 4) 지방검출
5. 파라핀의 융점과 블록의 경도, 절편두께, 리본의 질과의 관계를 설명한다. (A)
6. 포매기구에 대해 설명한다. (A)
7. 다음 조직편의 포매시 적절한 방향을 설명한다. (A)
   1) 피부 2) 관상구조 3) 층상 벽을 가진 조직(예 : 위)
   4) 뼈

8. 자동포매장치(embedding center)의 구성 및 사용법에 대해 설명한다. (A)
9. 다음과 같은 때 발생하는 문제점에 대해 설명한다. (A)
   1) 침투용 파라핀이 지나치게 가열되었을 때
   2) 포매용 파라핀이 지나치게 가열되었을 때
   3) 탈수가 불충분하였을 때
   4) 탈수가 지나쳤을 때
   5) 투명이 불충분하였을 때
   6) 투명이 지나쳤을 때
10. 파라핀을 신속히 냉각시키는 것과 결정 크기와의 관련성을 설명한다. (A)

제5장 포매블록의 박절(2/4)

학습목표

1. 박절의 의의를 설명한다. (A)
2. 박절기의 종류별 용도에 대해 설명한다. (A)
3. 박절기의 기본 구성요소에 대해 설명한다. (A)
4. 박절용 칼의 종류를 열거한다. (B)
5. 틈의각, 경사각, 쐐기각, 당기는각에 대해 설명한다. (A)
6. 박절시 발생하는 결함의 원인과 교정방법에 대해 설명한다. (B)
7. 부유온수조와 신전기(슬라이드 가온기)의 온도와 기능을 설명한다. (A)
8. 절편을 부유온수조에 띄울 때 발생할 수 있는 인공산물을 적어도 4가지 이상 설명한다. (A)
9. 칼 연마 시 중요한 요소들에 대해 설명한다. (B)
10. 표본제작 시 사용되는 접착제의 종류와 용도를 설명한다. (A)
11. 동결절편 검사의 목적에 대해 설명한다. (A)
12. 전기냉동박절기(cryostat)의 구성요소와 원리를 설명한다. (A)
13. 전기냉동박절기를 사용할 때 조직의 종류에 따른 적정 박절온도에 대해 설명한다. (A)
14. 이산화탄소 동결박절기의 구성요소와 사용방법을 설명한다. (B)
15. 동결절편제작시 조직의 신속한 동결을 위해 사용되는 동결제의 종류와 목적을 설명한다. (A)
16. 자동마도기에 대해 설명한다. (B)
17. 동결건조와 동결치환의 원리를 설명한다. (B)
18. 초미세 절편기(ultramicrotome)에 대해 설명한다. (A)

제6장 염색이론 (3/4)

학습목표

제1절 일반염색

1. 염색에서의 특이도와 감도에 대해 설명한다. (A)
2. 조직화학적, 효소조직화학적, 면역조직화학적 염색의 차이점을 간단히 설명한다. (A)
3. 염료의 화학적 구성요소에 대해 설명한다. (A)
4. 염료(dye)와 색소원(chromogen)의 차이를 설명한다. (A)
5. 염료의 명명법에 대하여 설명한다. (A)
6. 염료의 종류와 그 특성을 설명한다. (A)
7. 염료의 분류 기준을 설명한다. (A)
8. 염료염색의 일반적 작용기전에 대하여 설명한다. (A)
9. 염색결과에 영향을 미칠 수 있는 요소들에 대해 설명한다. (A)
10. 일반염색과 특수염색의 차이와 조직진단에 있어서 각각의 의의를 설명한다. (A)
11. 진행성염색과 퇴행성염색의 차이를 설명한다. (A)
12. 직접염색과 간접염색의 차이를 설명한다. (A)
13. 레이크(lake)에 대하여 설명한다. (A)
14. 매염제, 염색강화제, 염료포획제의 차이를 설명한다. (A)
15. 변색성(또는 이염성) 염색의 원리를 설명한다. (A)
16. 변색성 염색에서 주의사항을 설명한다. (A)
17. 도은법의 종류를 분류하고 그 차이점을 설명한다. (A)
18. 기본적인 염색 진행과정을 기술하고, 각 단계의 의의를 설명한다. (A)
19. 자동염색기의 종류에 대해 설명한다. (B)

제2절 봉입

1. 봉입의 의의를 설명한다. (A)
2. 봉입제의 종류를 열거한다. (A)
3. 수용성과 비수용성 봉입제의 장단점을 설명한다. (A)
4. 수용성과 비수용성 봉입제의 용도에 대해 설명한다. (A)
5. 천연수지와 합성수지 봉입제의 차이점을 설명한다. (A)
6. 수지봉입제를 녹일 때 흔히 사용하는 두 종류의 용매를 설명한다. (A)
7. 유리슬라이드와 커버글라스의 종류와 두께에 대해 설명한다. (A)
8. 자동봉입기에 대해 설명한다. (B)
9. 봉입 방법 및 봉입 시 발생되는 문제점에 대해 설명한다. (A)

제7장 헤마톡실린과 에오신염색(3/2)

학습목표

1. 헤마톡실린의 화학적 특성을 설명한다. (A)
2. 헤마톡실린과 헤마테인의 차이를 설명한다. (A)
3. 숙성의 의미를 설명한다. (A)
4. 매염제의 사용에 따라 헤마톡실린용액을 분류한다. (A)
5. 해리스 헤마톡실린과 마이어 헤마톡실린의 염색과정상 차이를 설명한다. (A)
6. 해리스 헤마톡실린과 마이어 헤마톡실린용액의 조성에 대해 설명한다. (A)
7. 해리스 헤마톡실린의 제조방법에 대해 설명한다. (A)
8. 헤마톡실린용액을 여과하여 사용하는 이유에 대하여 설명한다. (A)
9. 헤마톡실린용액의 사용여부를 확인하는 방법에 대하여 설명한다. (A)
10. 에오신용액에 사용 전 빙초산을 첨가하는 이유에 대하여 설명한다. (A)
11. 해리스 헤마톡실린과 에오신염색의 진행과정을 단계별로 나누고, 각 단계에 사용되는 용액에 대해 설명한다. (A)
12. 해리스 헤마톡실린염색에서 분별(탈색) 과 청색화가 필요한 이유와 각 단계에 사용되는 용액의 종류에 대해 설명한다. (A)
13. 헤마톡실린염색의 불량과 과염 원인에 대하여 설명한다. (B)
14. 에오신염색의 불량과 과염 원인에 대하여 설명한다. (B)
15. 헤마톡실린과 에오신염색을 위해 매일 점검해야할 내용에 대해 설명한다. (A)
16. 헤마톡실린과 에오신의 핵과 세포질 염색기전에 대해 설명한다. (A)
17. 자동염색기(autostainer)에 대해 설명한다. (B)

제8장 결합조직 염색(3/2)

학습목표

1. 3가지 결합조직섬유의 조직학적 분포 및 특성을 설명한다. (A)
2. 3가지 결합조직을 구성하고 있는 섬유 염색의 병리조직학적 의의에 대해 설명한다. (B)
3. 기저막의 화학적 조성에 대해 설명한다. (B)
4. 기저막의 구조적 특성을 설명한다. (B)
5. 아교섬유 검출에 사용되는 염색법의 종류를 열거한다. (A)
6. 삼색염색의 기본원리를 설명한다. (A)
7. 탄력섬유의 검출에 사용되는 염색법의 종류 및 원리에 대해 설명한다. (A)

8. 세망섬유 검출에 사용되는 염색법 및 원리를 설명한다. (A)
9. 암모니아성 은용액 조성과 제조방법에 대해 설명한다. (A)
10. 암모니아성 은용액에 의한 염색시 절편이 잘 탈락되는 이유를 설명한다. (A)
11. 콩팥침생검조직의 처리방법에 대하여 설명한다. (A)
12. PAM(periodic acid methenamine-silver) 염색의 원리에 대해 설명한다. (A)
13. 콩팥침생검조직의 진단시 광학현미경 검사에 필수적인 염색법을 열거한다. (A)
14. 콩팥침생검조직의 광학현미경적 검사에 필요한 절편의 두께에 대해 설명한다. (A)
15. 다음 결합조직 염색에 사용되는 가장 좋은 고정액에 대해 설명한다. (A)
    1) Masson trichrome 2) Gomori reticulum 3) PAM
16. 3가지 결합조직섬유 및 기저막 염색의 양성대조로 적합한 조직에 대해 설명한다. (A)
17. 도은법의 진행과정과 단계별 의의를 열거한다. (A)

제9장 뼈 조직의 표본제작(1/2)

학습목표

1. 뼈조직 표본제작방법의 종류를 열거한다. (A)
2. 뼈조직의 검사 목적을 설명한다. (A)
3. 비정상적인 칼슘침착의 예를 열거한다. (B)
4. 탈회의 의의를 설명한다. (A)
5. 탈회제의 종류 및 그 특성을 설명한다. (A)
6. 다음 탈회방법들의 탈회기전과 장단점을 설명한다. (A)
    1) 단순 산용액 탈회법 2) 이온교환수지법
    3) 전기분해법 4) EDTA탈회법
7. 과탈회와 미탈회 조직의 영향을 설명한다. (A)
8. 표면탈회의 의의를 설명한다. (A)
9. 산성탈회시 주의사항에 대해 설명한다. (A)
10. 산성탈회시 중화의 의의와 방법에 대해 설명한다. (A)
11. 탈회완료 여부를 확인하는 방법과 각 방법들의 특징을 설명한다. (A)
12. 칼슘의 염색방법과 그 염색기전을 설명한다. (A)

제10장 골격근 및 신경조직 염색(2/4)

학습목표

제1절 골격근 염색

1. 정상 골격근의 일반 구조를 설명한다. (B)
2. 1형과 2형 근섬유의 차이를 설명한다. (B)
3. 근생검조직의 채취시 주의해야할 점을 설명한다. (A)
4. 근질환 진단시 사용되는 표준 염색방법에 대해 설명한다. (A)
5. PTAH염색으로 검출할 수 있는 성분에 대해 설명한다. (A)
6. PTAH염색의 진단적 의의를 설명한다. (A)
7. PTAH염색의 오류 원인과 적절한 교정방법을 설명한다. (B)
8. 근생검조직의 동결시 주의해야 할 점에 대해 설명한다. (A)

제2절 신경조직 염색

1. 신경조직의 고정법에 대하여 설명한다. (B)
2. 신경조직의 표본제작방법에 대하여 설명한다. (A)
3. 신경조직의 염색방법들과 그 목적에 대해 설명한다. (A)

제11장 핵산 염색(1/2)

학습목표

1. 핵산염색의 병리조직학적 의의를 설명한다. (B)
2. 핵산의 염색방법을 열거하고, 각 염색의 특성을 설명한다. (A)
3. 포일겐반응의 원리를 설명한다. (A)
4. DNA와 RNA의 세포내 분포를 설명한다. (A)
5. 포일겐반응을 위한 고정과 산가수분해와의 관계를 설명한다. (A)
6. Methyl green-pyronin 염색의 원리를 설명한다. (A)
7. Methyl green-pyronin 염색의 특성과 주의할 점을 설명한다. (A)
8. Methyl green-pyronin 염색의 오류 원인 및 그 교정방법을 설명한다. (B)

제12장 탄수화물 염색

학습목표

1. 조직내 탄수화물의 종류와 그 화학적 특성을 설명한다. (B)
2. 글리코겐 염색의 필요한 질환에 대해 설명한다. (B)
3. 점액물질 염색시 필요한 질환에 대해 설명한다. (B)
4. 글리코겐 검출시 고정액의 선택과 주의할 점을 설명한다. (A)
5. 탄수화물 염색을 염색기전의 차이에 따라 분류한다. (B)
6. PAS 염색의 목적와 원리를 설명한다. (A)
7. Schiff 시약의 조성과 제법에 대해 연습한다. (A)
8. Diastase-PAS 염색의 의의에 대해 설명한다. (A)
9. Alcian blue 염색 의의와 원리를 설명한다. (A)
10. Alcian blue-PAS와 HID-alcian blue 염색의 차이에 대해 설명한다. (A)
11. Alcian blue 염색과 pH와의 관계를 설명한다. (A)
12. 다음 탄수화물의 조직내 분포를 설명한다. (B)
    1) glycogen　　2) hyaluronic acid
    3) chondroitin sulfate A, B, C　　4) heparin
    5) keratan sulfate　　6) gastric mucin
    7) sialomucin　　8) sulfomucin(sulfated sialomucin)
13. PAS 반응에서 양성인 물질을 열거한다. (A)
14. Schiff 시약의 사용유무 검사에 대해 설명한다. (A)
15. 비만세포의 변색성 염색에 대해 설명한다. (A)

제13장 지질염색(1/2)

학습목표

1. 지질염색의 병리조직학적 의의에 대해 설명한다. (B)
2. 지질 검출을 위한 표본제작기법을 설명한다. (A)
3. 수단염료의 종류와 용매에 대해 설명한다. (A)
4. 염색과정에 의한 조직내 지질의 동정과정에 대해 설명한다. (B)
5. 물리적인 기전에 의한 지질염색에 대해 설명한다,(A)
6. 조직내 지질의 종류를 열거한다. (B)
7. 다음 지질을 조직으로부터 추출해낼 수 있는 지용제에 대해 설명한다. (B)

1) 모든 지질 2) 세레브로사이드
3) 인지질 4) 트리글리세라이드, 콜레스테롤

8. 수단염료의 종류에 따른 친유성의 차이를 설명한다. (B)

제14장 유전분 염색(1/2)

학습목표

1. 유전분의 구성성분에 대해 설명한다. (A)
2. 유전분의 종류와 염색 특성에 대해 설명한다. (A)
3. 유전분을 단백질의 종류와 환자의 임상소견에 따라 분류한다. (B)
4. Congo red 염색의 특이도를 높일 수 있는 방법에 대해 설명한다. (A)
5. Thioflavin T 염색결과를 관찰할 때 사용되는 현미경에 대해 설명한다. (A)
6. 유전분의 변색성에 대해 설명한다. (A)

제15장 생체색소와 무기질 염색(2/4)

학습목표

1. 생체색소의 분류방법과 그 종류에 대해 설명한다. (A)
2. 각 생체색소 검출의 병리조직학적 의의를 설명한다. (B)
3. 각 생체색소의 검출방법과 그 원리를 이해한다. (A)
4. 조직내 침착되는 주요 무기질의 종류를 열거한다. (A)
5. 주요 무기질의 검출방법과 그 원리를 설명한다. (A)
6. 각 생체색소의 염색에 필요한 양성대조조직에 대해 설명한다. (A)
7. Prussian blue반응과 turnbull blue의 차이를 설명한다. (A)
8. 멜라닌이 출현하는 인체의 세 부위에 대해 설명한다. (B)
9. 멜라닌 표백방법을 설명한다. (A)
10. 지방갈색소의 생성과정을 설명한다. (B)
11. 호은성세포와 은환원성세포의 차이를 설명한다. (A)
12. 탄분과 다른 흑갈색 색소를 구별하는 방법을 설명한다. (B)
13. 멜라닌색소 염색법을 설명한다. (A)

第16장 조직내 병원 미생물(2/4)

학습목표

1. 조직내 감염균의 검출 의의에 대해 설명한다. (B)
2. 그람염색의 의의 및 원리를 설명한다. (A)
3. 항산성염색의 의의 및 원리를 설명한다. (A)
4. 진균염색방법의 종류 및 원리를 설명한다. (A)
5. 조직내 HBsAg의 검출에 사용되는 염색방법 및 원리를 설명한다. (A)
6. 조직내 HBsAg 검출 시 orcein 법과 면역염색의 차이점을 설명한다. (B)
7. 항산성염색과 auramine-rhodamine염색의 차이점을 설명한다. (B)
8. *Helicobacter pylori* 감염의 임상적 의의를 설명한다. (B)
9. *Helicobacter pylori* 의 조직내 염색법 및 원리에 대해 설명한다. (A)
10. 바이러스성 봉입체에 대해 설명한다. (B)
11. 바이러스성 봉입체를 세포내 출현부위에 따라 3종류로 나누고, 예를 든다. (B)

第17장 효소조직화학(2/2)

학습목표

1. 효소조직화학의 의의를 설명한다. (A)
2. 효소의 생화학적 검출과 효소 조직화학적 검출의 차이를 설명한다. (B)
3. 효소조직화학적 염색의 종류 및 그 원리를 설명한다. (A)
4. 효소활성에 영향을 미치는 요소들을 설명한다. (A)
5. 효소조직화학적 염색을 위한 조직표본제작방법을 설명한다. (A)
6. 효소조직화학적 염색이 주로 사용되는 조직검사를 설명한다. (A)

第18장 면역조직화학(4/2)

학습목표

1. 면역검색의 의의를 설명한다(A)
2. 다음 용어들을 정의한다. (B)
   1) 항원
   2) 항체

3) 기질
4) 색소원(chromogen)
5) 표지물질(marker)
6) 형광염료
7) 항원결정기(에피토프)
8) 1차항체
9) 2차항체
10) 다연결항체(multilink antibody)
11) 단클론항체
12) 다클론항체

3. 다음 면역염색방법들에 대해 설명한다. (A)
   1) 직접법
   2) 간접법
   3) 2단계 간접법
   4) 3단계 간접법
   5) peroxidase-antiperoxidase(PAP) 법
   6) alkaline phosphate-antialkaline phosphatase(APAAP) 법
   7) avidin-biotin complex(ABC) 법
   8) labeled streptavidin-biotin complex(LSAB) 법
4. 형광항체법과 효소항체법의 차이를 설명한다. (A)
5. 항원부활법을 위한 두가지 방법 설명한다. (A)
6. 면역염색에 있어서 포르말린 고정이 조직에 미치는 영향을 설명한다. (A)
7. 형광염료중 가장 흔히 사용되는 2종류를 설명한다. (A)
8. 면역과산화효소법에 가장 흔히 사용되는 2가지 색소원에 대해 설명한다. (A)
9. Alkaline phosphatase법에 사용되는 2가지의 색소원을 설명한다. (A)
10. 효소면역조직화학적 염색에 사용되는 효소를 3종류 이상 설명한다. (A)
11. 형광항체법에 좋은 검체표본제작법에 대해 설명한다. (A)
12. 면역염색에 사용하는 포르말린 이외의 고정액을 열거하고 그 용도에 대해 설명한다. (A)
13. 면역염색과정에 사용되는 2가지 차단반응과 각각의 목적을 설명한다. (A)
14. 림프구표면마커 패널검사를 위한 조직표본제작방법을 설명한다. (B)
15. 면역염색에 있어서 양성 및 음성 대조표본을 제작해야만하는 이유를 설명한다. A)
16. 알코올에 녹는 색소원과 녹지 않는 색소원에 대해 나누어 설명한다. (A)
17. 3,3-diaminobenzidine(DAB) 반응을 증강시키는 4가지 시약을 설명한다. (A)
18. 면역염색에 있어 검출물질에 따른 고정법의 차이를 이해한다. (B)
19. 면역염색에서 이중염색 또는 삼중염색을 하는 의의에 대해 설명한다. (B)

제19장 분자병리학적 검사(2/2)

학습목표

1. 분자병리학적 검사법의 의의를 설명한다. (A)
2. 프라이머(primer)에 대해 설명한다. (B)
3. 프로브(probe)의 개념과 그 종류에 대해 설명한다. (B)
4. ISH(in situ hybridization) 원리를 설명한다. (A)
5. PCR(polymerase chain reaction)의 원리를 설명한다. (A)
6. Tube PCR과 in situ PCR의 차이점을 설명한다. (B)
7. 유전자의 구조에 대해 설명한다. (B)
8. 유전자의 발현에 대해 설명한다. (B)
9. 중심명제(centeral dogma)에 대해 설명한다. (B)
10. 코돈(codon)에 대해 설명한다. (B)

제20장 전자현미경검사(2/)

학습목표

1. 투과전자현미경 검사의 의의를 설명한다. (A)
2. 투과전자현미경과 광학현미경 검사의 표본제작상의 차이를 설명한다. (A)
3. 투과전자현미경(TEM)과 주사전자현미경(SEM) 검사의 차이를 설명한다. (B)
4. 전자현미경검사에 사용되는 고정액의 종류와 고정온도를 설명한다. (A)
5. 전자현미경검사에 사용되는 포매제에 첨가되는 성분들과 그 기능을 설명한다. (A)
6. 전자염색에 사용되는 시약을 설명한다. (A)
7. 전자염색이 일반 염료염색과 다른 점을 설명한다. (A)
8. 전자현미경에 사용되는 절편의 두께를 확인하는 방법에 대해 설명한다. (A)

제21장 염색체 검사(1/2시간)

학습목표

1. 염색체 검사의 의의를 설명한다. (B)
2. 염색체 검사에 사용되는 시약과 용도를 설명한다. (B)

3. 세포배양에 대하여 설명한다. (B)
4. 염색체 염색방법에 대해 설명한다. (B)
5. 염색체 분류방법에 대해 설명한다. (B)
6. 분염법에 대해 설명한다. (B)

제22장 유세포 분석기(1시간)

학습목표

1. 유세포 분석기의 측정원리에 대해 설명한다. (B)
2. 전방산란(forward angle light scatter : FALS)에 의한 정보를 설명한다. (B)
3. 측방산란(90LS side scatter : SSC)에 의한 정보를 설명한다. (B)
4. 형광물질에 의한 정보를 설명한다. (B)
5. 유세포 분석기의 세포분리기능에 대해 설명한다. (B)
6. 세포주기에 대해 설명한다. (B)
7. 유세포 분석기의 임상 응용에 대해 설명한다. (B)

진단세포학(3학점)

차 례	단 원	강의시간
제1장	서론	
제2장	세포와 조직	4
제3장	세포검체의 처리	6
제4장	염색과 현미경관찰	6
제5장	여성 생식기의 해부생리 및 세포학	4
제6장	내분비 세포학	6
제7장	염증성 변화	6
제8장	양성 증식성 반응	4
제9장	자궁경부 편평상피내 병변	3
제10장	자궁경부 침윤성 편평상피암종	3
제11장	자궁경부 및 자궁내막 선암종	2
제12장	보고형식	2
	합 계	46시간

제1장 서론

학습목표

1. 진단세포학에 대한 정의를 내린다. (A)
2. 병리학에서 진단세포학의 발달사를 이해한다. (A)
3. 진단 세포학의 시조인 George N. Papanicolaou의 주요업적을 설명한다. (A)
4. 탈락세포학에 대하여 설명한다. (A)
5. 천자세포학에 대하여 설명한다. (A)
6. 인위적 탈락에 대하여 설명한다. (A)
7. 자연탈락에 대하여 설명한다. (A)

8. 세포학적 검사물의 주요 채취부위 및 방법에 대하여 이해한다. (A)
9. 세포병리학과 조직병리학의 장단점을 설명한다. (A)
10. 국민보건에 기여하는 진단세포학의 역할에 대하여 설명한다. (A)

제2장 세포와 조직(4시간)

학습목표

1. 세포의 일반적 구조에 대하여 설명한다. (A)
2. 세포의 막 구조에 대하여 설명한다. (A)
3. 세포소기관의 구조 및 기능에 대하여 설명한다. (A)
   1) Mitochondria 2) Golgi apparatus 3) Centrosome
   4) Ribosome 5) Endoplasmic reticulum 6) Lysosome
4. 세포함유물에 대하여 설명한다. (A)
5. 핵의 기본구조 및 기능에 대해 설명한다. (A)
   1) 핵막 2) 염색질 3) 핵소체
6. 성염색질 소체에 대하여 설명한다. (A)
7. 세포자유면에서의 특수분화에 대하여 설명한다. (A)
   1) 미세융모 2) 섬모
8. 세포연접장치에 대하여 설명한다. (A)
   1) 폐쇄대 2) 접착대 3) 접착반
9. 종말판의 진단세포학적 의의를 설명한다. (A)
10. 세포주기에 대하여 설명한다. (A)
11. 유사분열 각 기에 일어나는 세포의 변화에 대해 설명한다. (A)
    1) 전기 2) 중기
    3) 후기 4) 말기
12. 상피조직의 분류 및 인체내 분포에 대하여 설명한다. (A)

제3장 세포검체의 처리(6시간)

학습목표

1. 여성 생식기 검사물의 종류를 열거한다. (A)
2. 여성 생식기 검사물 채취시 일반적인 주의사항을 설명한다. (A)

3. VCE 도말표본을 만드는 과정과 필요성을 설명한다. (A)
4. 검체별 도말방법애 대해 설명한다. (A)
   1) 객담　　2) 흉수
5. 도말시 고체성 검사물과 액체성 검사물의 차이점을 설명한다. (A)
6. 액체성 검사물이 처리과정에 대해 설명한다. (A)
7. 세포학적 고정의 의의를 설명한다. (A)
8. 세포학적 습윤고정과 건조고정을 비교 설명한다. (A)
9. 검사물의 전고정에 대해 설명한다. (A)
10. Pap. Smear의 고정방법에 대해 설명한다. (A)
11. Pap. Smear의 고정액에 대해 설명한다. (A)
12. 자궁내막 세포검체의 처리방법에 대해 설명한다. (A)
13. 세포학적 진단을 위한 호흡기계 검사물의 종류를 열거한다. (A)
14. 세포검사를 위한 올바른 객담의 채취방법을 설명한다. (A)
15. Saccomanno법으로 호흡기계 검사물을 처리하는 과정을 설명한다. (A)
16. 세포학적 진단을 위한 위,장관계 검사물에 대해 설명한다. (A)
   1) 종류　　2) 채취방법　　3) 채취시 주의사항
17. 세포학적 진단을 위한 비뇨기계 검사물에 대해 설명한다. (A)
   1) 종류　　2) 채취방법
18. 세포원심침전법(cytocentrifuge) 법의 사용방법에 대해 설명한다. (A)
19. 흉수나 복수 등의 체액채취시 처리과정과 주의점을 설명한다. (A)
20. 세포군집절편법(cell block technique)의 종류를 열거한다. (A)
21. 액상세포처리법에 대하여 설명한다.

제4장 염색과 현미경관찰(6시간)

학습목표

1. Papanicolaou(Pap.) 염색의 이론을 설명한다. (A)
2. Pap. 염색과정에 대해 설명한다. (A)
3. Pap. 염색에 필요한 용액의 제조방법에 대해 설명한다. (A)
4. Pap. 염색 시 주의사항들을 설명한다. (A)
5. Wright and Giemsa 염색에 대해 설명한다. (A)
6. 구강 협부 도말표본의 염색방법에 대해 설명한다. (A)
7. 준비된 표본을 현미경으로 초검하면서 표적하는 방법을 설명한다. (A)

제5장 여성 생식기의 해부생리 및 세포학(4시간)

학습목표

1. 정상 여성의 외부생식기 구조를 이해하고 해부학적 명칭을 기술한다. (A)
2. 정상 여성의 내부생식기 구조를 이해하고 해부학적 명칭을 기술한다. (A)
3. 자궁 외경부의 기능 및 조직학적 구조를 설명한다. (A)
4. 자궁 내경부의 기능 및 조직학적 구조를 설명한다. (A)
5. 편평원주 접합부에 대해 설명한다. (A)
6. 자궁내막의 기능 및 조직학적 구조에 대해 설명한다. (A)
7. 내분비에 의한 자궁내막의 주기적 변화를 설명한다. (A)
8. 난관의 기능 및 조직학적 구조를 설명한다. (A)
9. 난소의 기능 및 조직학적 구조를 설명한다. (A)
10. 난포의 발달과정을 설명한다. (A)
11. 질의 조직학적 구조 및 특징을 설명한다. (A)
12. 질전정 및 질풀에 대해 설명한다. (A)
13. 여성생식기 질부의 정상편편상피세포에 대해 설명한다. (A)
    1) 기저 세포　　2) 방기저 세포
    3) 중간 세포　　4) 표재 세포
14. 여성생식기의 중층편평상피세포에 대해 설명한다. (A)
    1) 무핵세포　　2) 편평진주
    3) 주상세포　　4) 안드로젠세포
15. 자궁 내경부를 이루는 정상 원주상피세포에 대해 설명한다. (A)
    1) 섬모성 원주세포　　2) 비섬모성 원주세포　　3) 예비세포
16. 자궁 내막을 이루는 상피세포에 대해 설명한다. (A)
    1) 내막 선상피세포　　2) 내막 간질세포　　3) 내막세포의 탈출현상
17. 여성생식기에서 볼 수 있는 비상피성세포에 대해 설명한다. (A)
    1) 중배엽세포　　2) 적혈구　　3) 다형핵백혈구
    4) 림프구5) 형질세포　　6) 조직구
18. 여성생식기에 출현하는 오염물의 종류 및 형태학적 특징에 대해 설명한다. (A)
    1) 정자　　2) 꽃가루　　3) 윤활유

제6장 내분비 세포학(6시간)

학습목표

1. 내분비 세포학에 대한 개념을 설명한다. (A)
2. 세포학적 내분비 평가의 임상적 의의를 열거한다. (A)
3. 여성생식기와 관련된 내분비 생리에 대해 설명한다. (A)
4. 난소홀몬이 질 상피에 미치는 영향에 대해 설명한다. (A)
5. 내분비 평가시 필요한 정보에 대해 열거한다. (A)
6. 내분비 평가에 이용되는 지수의 종류를 열거하고 설명한다. (A)
   1) 핵농축지수 2) 성숙지수 3) 호산성 지수
   4) 접힌세포 지수 5) 군집세포 지수
7. 성숙지수에서 "좌방이행, 중간이행, 우방이행"의 의미를 설명한다. (A)
8. 여성의 성장에 따른 내분비 세포학적 변화에 대해 설명한다. (A)
   1) 신생아기 2) 소아기 3) 사춘기
9. 가임여성의 월경주기에 따른 내분비 세포학적 변화를 설명한다. (A)
   1) 월경기 2) 증식기 또는 여포기 3) 배란기
   4) 분비기 또는 황체 5) 출산 후(산욕기) 6) 수유기
   7) 폐경기
10. 배란기에서의 점액변화(fern pattern)에 대해 설명한다. (A)
11. 임신중의 내분비 세포학적 변화를 설명한다. (A)
12. 아래 호르몬의 효과로 인한 질상피도말의 세포학적 특징들을 설명한다. (A)
   1) Estrogen 2) Progesterone 3) Androgen
13. 내분비 평가를 위한 검체채취에 대해 설명한다. (A)
14. 내분비 평가시 고려해야 할 사항에 대해 설명한다. (A)

제7장 염증성 변화(6시간)

학습목표

1. 염증의 정의에 대해 설명한다. (A)
2. 염증의 원인과 소인에 대해 설명한다. (A)
3. 염증시 핵의 변화 양상에 대해 설명한다. (A)
4. 염증시 세포질의 일반적인 변화 양상을 설명한다. (A)
5. 급성염증의 세포학적 특징에 대해 설명한다. (A)

6. 만성염증의 세포학적 특징에 대해 설명한다. (A)
7. 만성 림프구성 자궁경염의 세포학적 특징을 설명한다. (A)
8. 노인성 질염의 세포학적 특징을 설명한다. (A)
9. 여성 생식기 세포표본에서 동정할 수 있는 미생물의 종류를 열거한다. (A)
   1) 세균 2) 원충 3) 진균 4) 바이러스
10. 질내 미생물의 발생빈도에 대해 설명한다. (A)
11. 질내 상재균에 대해 설명한다. (A)
   1) Doderlein bacilli(유산균) 2) 혼합형 세균
   3) 구균 또는 구상세균
12. Gardnerella vaginalis 감염시 세포학적 특징을 설명한다. (A)
13. 방선균증의 세포학적 특징을 설명한다. (A)
14. 클라미디아에 감염된 세포의 특징을 설명한다. (A)
15. 렙토트릭스(leptothrix)의 세포학적 특징을 설명한다. (A)
16. 임균의 세포학적 특징을 설명한다. (A)
17. 질 트리코모나스증의 세포학적 특징을 설명한다. (A)
18. 질 트리코모나스증 표본에서 상피세포의 변화를 설명한다. (A)
19. 캔디다의 형태 및 세포학적 특징을 설명한다. (A)
20. 단순포진 바이러스에 감염시 세포학적 특징을 설명한다. (A)
21. 인체유두종 바이러스에 감염시 세포학적 특징을 설명한다. (A)
22. 자궁경부암과 인체유두종 바이러스(HPV)와의 역학관계를 설명한다. (A)

제8장 양성 증식성 반응(4시간)

학습목표

1. 양성증식성반응의 개념에 대해 설명한다. (A)
2. 자궁경부 상피에서 볼 수 있는 양성 증식성 반응들을 열거한다. (A)
3. 과각화증의 임상적 의의에 대해 설명한다. (A)
4. 과각화증의 세포학적 특징을 설명한다. (A)
5. 착각화증의 임상적 의의에 대해 설명한다. (A)
6. 착각화증의 세포학적 특징을 설명한다. (A)
7. 예비세포 증식증의 조직상을 설명한다. (A)
8. 예비세포 증식증의 세포학적 특징을 설명한다. (A)
9. 편평상피 화생에 대해 설명한다. (A)
10. 편평상피 화생의 세포학적 특징을 설명한다. (A)

11. 조직수복에 대해 설명한다. (A)
12. 조직수복의 세포학적 특징을 설명한다. (A)
13. 비정형증에 대해 설명한다. (A)
14. 비정형증의 세포학적 특징을 설명한다. (A)

제9장 자궁경부 편평상피내 병변(3시간)

학습목표

1. 자궁경부 편평상피내 병변에 대한 명명법의 발달과정을 설명한다. (A)
2. 자궁경부암종의 병인학을 설명한다. (A)
3. 이형성증에 대해 설명한다. (A)
4. 이형성증의 조직학적 특징을 설명한다. (A)
5. 이형성증의 임상적 의의에 대해 설명한다. (A)
6. 이형성증의 세포학적 특징에 대해 설명한다. (A)
7. 이형성증의 정도 및 형태분류법을 설명한다. (A)
8. 상피내암의 정의에 대해 설명한다. (A)
9. 상피내암의 조직학적 특징을 설명한다. (A)
10. 상피내암의 임상적 의의에 대해 설명한다. (A)
11. 상피내암세포의 일반적인 특징에 대해 설명한다. (A)
12. 상피내암의 3가지 형태에 따른 세포의 특징을 구별하여 설명한다. (A)
13. 악성세포의 일반적인 세포학적 특징을 설명한다. (A)

제10장 자궁경부 침윤성 편평상피암종(3시간)

학습목표

1. 자궁경부암의 증상을 설명한다. (A)
2. 미소 침윤성 암종을 정의한다. (A)
3. 경부편평상피 침윤암의 발암기전에 대해 설명한다. (A)
4. 침윤성 편평상피세포암종의 3가지 유형을 열거한다. (A)
5. 각화성 침윤성 편평상피세포암종의 발생부위 및 세포학적특징에 대해 설명한다. (A)
6. 비각화성 소세포형 침윤성 편평상피세포암종의 발생부위 및 세포학적특징에 대해 설명한다.

7. 비각화성 대세포형 침윤성 편평상피세포암종의 발생부위 및 세포학적특징에 대해 설명한다.
8. 침윤성 편평상피세포암종의 임상병기에 대해 설명한다.

제11장 자궁경부 및 자궁내막 선암종(2시간)

학습목표

1. 자궁경부 선암종의 발암과정을 설명한다. (A)
2. 자궁경부 선암종의 세포학적 특징을 설명한다. (A)
3. 자궁내막암의 발암과정을 설명한다. (A)
4. 자궁내막암의 세포학적 특징을 설명한다. (A)
5. 편평상피세포 암종과 원주상피세포 암종세포의 형태학적 차이점을 비교한다. (A)
6. 자궁내막암의 호발요인에 대해 설명한다. (A)

제12장 보고형식(2시간)

학습목표

1. Papanicolaou 분류법을 설명한다. (A)
2. Bethesda system의 보고체계를 설명한다. (A)
3. 보고체계의 변천과정을 설명한다. (A)

임상화학(12학점)

차 례	단 원	강의시간	
		이 론	실 습
제1장	기초임상화학	42	16
제2장	통계 및 정도관리	8	6
제3장	탄수화물검사	8	8
제4장	아미노산과 단백질검사	8	12
제5장	비단백질소화합물검사	6	10
제6장	지질검사	8	12
제7장	전해질검사	8	12
제8장	효소검사	12	24
제9장	간기능검사	4	4
제10장	신장기능검사	4	4
제11장	호르몬검사	4	4
제12장	치료약물검사	4	4
제13장	종양 및 심장 표지자검사	4	4
	합 계	120시간	120시간

학습목적

질병을 정확하게 진단하고, 치료하고, 진행과정을 추정하고, 선별하는데 필요한 임상화학검사의 제반내용, 즉 생화학, 생리 및 임상적 의의, 측정법, 결과 해석 등을 이해하도록 한다.

제1장 기초임상화학(58시간)

학습목적

임상화학을 이해하기 위한 기초적인 사항을 학습한다. 측정 단위와 각종 기구 및 기기의 사용법을 익히고, 분석방법상의 문제점 등을 파악하고 검사실의 안전 관리와 검체의 전처리방법 등을 이해한다.

학습목표

1. 임상화학의 개념을 이해한다. (A)
2. 임상화학검사실의 안전관리에 대하여 설명한다 (A)
3. 측정 단위와 SI 단위를 설명한다. (A)
4. 검체 채취 및 취급법을 설명한다.
   1) 검체 채취(혈액, 혈장, 혈청, 요, 뇌척수액 등) 방법, 시기 및 주의사항(A)
   2) 분석지연에 의한 성분의 변화 (A)
   3) 용혈에 의한 성분변화 (A)
   4) 식사에 의한 성분변화 (A)
   5) 검체의 전처리 방법 (A)
   6) 검체보존법 및 항응고제의 사용법(A)
5. 검사에 사용되는 각종 기구들을 열거하고 설명한다.
   1) 용량기구로서 피펫, 용량플라스크, 눈금실린더, 뷰렛 등의 사용법. (A)
   2) 유리기구 및 플라스틱기구의 종류와 사용법. (A)
   3) 진공채혈관의 종류 및 사용법(A)
   4) 실험 유리기구의 세척법. (A)
   5) 용량기구의 검정 방법 (B)
6. 물의 정제법과 순도의 개념을 설명한다. (A)
7. 시약의 등급과 규격에 대하여 설명한다. (B)
8. 검사실에서 활용되는 용액 및 시약의 개념과 농도 및 제조법에 대하여 설명한다.
   1) 몰 용액(A)
   2) 규정 용액 (A)
   3) 퍼센트 용액(B)
   4) 완충액(B)
   5) 오스몰 용액 (A)

9. 용량분석법(적정법)을 설명한다. (B)
10. 임상화학 기기들의 분석물질의 종류, 측정원리, 사용법 및 특징을 설명한다.
    1) pH 미터 (A)
    2) 투석과 한외여과법 (B)
    3) 분광분석법 (A)
    4) 형광광도법 (A)
    5) 염광분석법 (B)
    6) 원자흡광분석법 (A)
    7) 반사율분석법 (A)
    8) 비탁법 및 혼탁측정법(네펠로메트리) (A)
    9) 화학발광분석법 (A)
    10) 질량분석법 (B)
    11) 면역화학분석법 (B)
11. 전기영동법의 종류, 원리, 용도, 실험과정 및 결과를 설명한다.
    1) 전기영동의 원리 및 용도 (A)
    2) 전기영동의 변동 요인과 영향인자 (A)
    3) 전기영동의 종류 (A)
    4) 전기영동에 사용되는 지지체의 종류 및 시약 (A)
    5) 지지체 전기영동의 과정 (A)
    6) 전기영동 결과의 이해 (A)
12. 면역전기영동법의 원리와 실험과정 및 결과를 설명한다.
    1) 면역전기영동의 종류, 원리 및 과정 (A)
    2) 면역전기영동 결과의 이해 (A)
13. 크로마토그래피에 의한 생체 분자의 분리법과 질병진단에 활용하는 물질의 종류를 설명한다.
    1) 크로마토그래피의 종류 및 분리법 (B)
    2) 가스크로마토그래피(GC)의 구조, 분석물질, 분석원리 및 과정. (A)
    3) 고속액체크로마토그래피(HPLC)의 구조, 분석물질, 분석원리 및 과정. (A)
14. 전기화학분석법을 설명한다.
    1) 이온선택전극법의 종류와 그 응용법(A)
    2) 전량분석법의 원리와 사용법 (B)
15. 삼투압측정기의 원리와 사용법을 설명한다. (A)
16. 기타 임상화학검사실에서 사용되는 기기들을 설명한다.
    1) 분석저울 (B)
    2) 원심분리기 (A)
    3) 순수제조기 (A)

4) 자석교반기 (B)

17. 임상화학 자동분석기의 종류와 분석원리을 설명한다. (A)

제2장 통계 및 정도관리(14시간)

학습목적

정도관리의 정의와 목적을 이해하고, 정도관리의 방법을 분류하여 학습하며, 컴퓨터를 이용한 검사결과의 분석법과 활용법을 배우고, 전산화 및 정보화의 방법을 이해한다.

학습목표

1. 임상화학에 필요한 통계 계산의 개념을 설명한다.
   1) 평균, 중앙치, 표준편차, 변동계수, Tonk's 허용오차 한계의 개념. (A)
   2) 정규분포, 상관계수, 회귀식의 개념. (A)
   3) 참고치의 개념과 참고치 설정방법. (A)
2. 정도관리의 개념 및 목적을 설명한다. (A)
3. 정밀도(precision), 정확도(accuracy), 민감도(sensitivity), 특이도(specificity)와 재현성(reproducibility)의 개념을 이해한다. (A)
4. 관리시료를 사용하는 정밀도 관리법을 설명한다. (A)
5. 웨스트가드 멀티룰(Westgard multirule)을 설명한다. (A)
6. 관리시료를 사용하지 않는 정밀도 관리법을 설명한다. (A)
7. 정확도 관리법을 설명한다. (A)
8. 오차의 원인과 종류, 신뢰한계를 설명한다.
   1) 오차의 원인 (A)
   2) 계통오차(systematic error) (A)
   3) 우연오차(random error) (A)
   4) 분석전 오차(preanalytical error) (A)
   5) 신뢰 한계 (A)
9. 임상화학 자동분석의 오차관리법을 설명한다. (B)

제3장 탄수화물검사(16시간)

학습목적

당뇨병 진단에 필수적인 글루코오스(포도당) 측정과 이와 관련된 검사법의 원리 및 방법, 임상적 의의에 관한 사항을 이해한다.

학습목표

1. 탄수화물의 종류, 생화학적 특성 및 대사과정을 설명한다. (A)
2. 글루코오스의 생리적 및 임상적 의의를 설명한다. (A)
3. 당뇨병 진단에 필요한 검사들을 설명한다. (A)
4. 글루코오스 측정에 관련된 검체 조건을 설명한다. (A)
5. 글루코오스 측정법 중 효소법을 설명한다. (A)
6. 글루코오스 내성시험을 설명한다. (A)
7. 당화헤모글로빈의 종류와 특성을 설명한다 (B)
8. 헤모글로빈 A_{IC}의 측정 의의 및 검사 방법을 설명한다. (A)
9. 프룩토사민의 측정 의의 및 검사 방법을 설명한다. (B)

제4장 아미노산과 단백질검사(20시간)

학습목적

아미노산과 단백질의 생화학적 특징을 이해하고 혈청단백질 측정법과 임상적 의의 및 단백질 전기영동법을 이해한다.

학습목표

1. 아미노산과 단백질의 생화학적 특성을 설명한다. (A)
2. 질병진단에 활용되는 단백질의 종류 및 특성을 이해한다. (B)
3. 단백질 측정의 주의사항 및 농도의 변동요인을 설명한다. (A)
4. 총단백질 측정의 생리적 의의 및 임상적 의의를 설명한다. (A)

5. 총단백질 측정 방법을 분류하여 설명한다. (A)
6. 뷰렛(Biuret)법의 측정 원리 및 방법을 설명한다. (A)
7. 색소결합법에 의한 알부민 측정 원리 및 방법을 설명한다. (A)
8. 알부민-글로불린비(A/G ratio)의 측정방법과 의의를 설명한다. (A)
9. 면역글로불린의 종류, 측정법 및 임상적 의의를 설명한다. (B)
10. 요 및 뇌척수액의 단백질 측정법 및 임상적 의의를 설명한다. (B)
11. 혈청단백 전기영동(serum protein electrophoresis)의 원리, 방법, 결과 및 임상적 의의를 설명한다. (A)
12. 요 및 뇌척수액의 단백질 전기영동법 및 결과를 설명한다. (B)

제5장 비단백질소검사(16시간)

학습목적

비단백질소화합물 종류를 분류하고 그들의 대사, 생화학적 특성, 그리고 측정방법과 임상적 의의 등을 이해한다.

학습목표

1. 비단백질소화합물 종류를 분류하고 설명한다. (A)
2. 비단백질소화합물 임상적 의의를 설명한다. (A)
3. 총NPN 측정법 중 Kjeldahl-Nessler법을 설명한다. (B)
4. 요소의 대사, 측정법 및 임상적 의의을 설명한다. (A)
5. 크레아틴과 크레아티닌의 대사, 측정법 및 임상적 의의을 설명한다. (A)
6. 요산의 대사, 측정법 및 임상적 의의를 설명한다. (A)
7. 암모니아의 생성기전 측정법 및 임상적 의의를 설명한다. (A)

제6장 지질검사(20시간)

학습목적

혈청 지질의 종류를 분류하여 그들의 생화학적 특성 및 임상적 의의, 측정 방법을 학습하고, 지질단백의 특성을 이해한다.

학습목표

1. 지질의 종류 및 특성을 설명한다. (A)
2. 콜레스테롤의 종류, 대사, 측정법 및 임상적 의의을 설명한다. (A)
3. HDL-콜레스테롤 및 LDL-콜레스테롤의 측정법 및 임상적 의의을 설명한다. (A)
4. 인지질(phospholipids)의 측정법 및 임상적 의의을 설명한다. (A)
5. 트리글리세리드(triglycerides)의 측정법 및 임상적 의의을 설명한다. (A)
6. 유리지방산(free fatty acids)의 측정법 및 임상적 의의을 설명한다. (B)
7. 아포지질단백(apolipoproteins)의 종류와 생리적 기능을 설명한다. (B)
8. 지질단백(lipoproteins)의 종류와 임상적 의의를 설명한다. (A)
9. 지질단백의 전기영동법과 그 결과를 설명한다. (A)

제7장 전해질검사(20시간)

학습목적

전해질의 종류를 분류하여 그들의 생리적 기능 및 임상적 의의를 학습하고, 측정방법을 이해한다.

학습목표

1. 생체를 구성하는 전해질의 종류와 생리적 기능을 설명한다. (A)
2. 수분과 전해질의 관계를 이해하고 채혈과 측정상의 일반적인 주의점을 설명한다. (A)
3. 염광광도분석법(flame photometry)의 분석원리를 설명한다. (B)
4. 나트륨(Na^+) 의 측정법 및 임상적 의의을 설명한다. (A)

5. 칼륨(K^+)의 측정법 및 임상적 의의을 설명한다. (A)
6. 염소(Cl^-)의 측정법 및 임상적 의의을 설명한다. (A)
7. 칼슘(Ca) 및 이온화 칼슘(Ca^{++})의 측정법 및 임상적 의의을 설명한다. (A)
8. 마그네슘(Mg^{++})의 측정법 및 임상적 의의을 설명한다. (A)
9. 무기인(inorganic phosphorus)의 측정법 및 임상적 의의을 설명한다. (A)
10. 혈청철과 철결합능의 측정법 및 임상적 의의을 설명한다. (A)
11. 중금속의 종류 및 임상적 의의를 설명한다. (B)
12. 구리(Cu)와 납(Pb) 측정법 및 임상적 의의를 설명한다. (A)
13. 혈액가스의 측정법과 임상적 의의를 설명한다. (A)
14. 산-염기 평형과 체내의 완충계에 대하여 설명한다. (A)

제8장 효소검사(36시간)

학습목적

임상 진단에 이용되는 각종 효소의 활성 측정 의의 및 활성 측정 방법과 각 효소의 활성 측정에 영향을 미치는 여러 요인들을 학습하고 효소의 생화학적 반응, 생리적 작용, 동질효소(아이소엔자임)의 종류를 파악하고 이해한다.

학습목표

1. 효소를 분류하고 명명법과 기능을 설명한다. (A)
   1) 산화환원효소(oxydoreductase)
   2) 전이(전달)효소(transferase)
   3) 가수분해효소(hydrolase)
   4) 제거효소(lyase)
   5) 이성화효소(isomerase)
   6) 연결효소(ligase)
2. 효소의 특성을 설명한다.
   1) 효소의 성질. (A)
   2) 효소의 활성(activity) 단위 (A)
   3) 미카엘리스-멘텐(Michaelis-Menten)식과 미카엘리스(Michaelis) 상수(Km) (A)
3. 효소반응 속도에 영향을 주는 요인들을 설명한다. (A)
4. 효소활성 측정법의 종류 및 원리를 설명한다. (A)
5. 아밀라아제(amylase)의 활성측정법 및 임상적 의의를 설명한다. (A)
6. 리파아제(lipase)의 활성측정법 및 임상적 의의를 설명한다. (A)

7. 알칼리성포스파타아제(alkaline phosphatase)의 활성측정법 및 임상적 의의를 설명한다. (A)
8. 산성포스파타아제(acid phosphatase)의 활성측정법 및 임상적 의의를 설명한다. (A)
9. 콜린에스테라아제(cholinesterase)의 활성측정법 및 임상적 의의를 설명한다. (A)
10. 아미노기전이효소(aminotransferase)(AST 및 ALT)의 활성측정법 및 임상적 의의를 설명한다. (A)
11. 젖산탈수소효소(lactate dehydrogenase)의 활성측정법 및 임상적 의의를 설명한다. (A)
12. 크레아틴키나아제(creatine kinase)의 활성측정법 및 임상적 의의를 설명한다. (A)
13. 이소시트르산탈수소효소(isocitric acid dehydrogenase)의 활성측정법 및 임상적 의의를 설명한다. (B)
14. 감마-글루타밀기전이효소(gamma-glutamyltransferase, GGT)의 활성측정법 및 임상적 의의를 설명한다. (A)
15. 루신아미노펩티다아제(leucine aminopeptidase)의 활성측정법 및 임상적 의의를 설명한다. (B)
16. 동질(동위)효소(isoenzyme)의 정의, 종류, 분리법, 임상적 의의를 설명한다.
    1) 알칼리서포스파타아제의 동종효소의 검사법 및 임상적 의의를 설명한다. (A)
    2) 젖산탈수소효소의 동종효소의 검사법 및 임상적 의의를 설명한다. (A)
    3) 크레아틴키나아제의 동종효소의 검사법 및 임상적의의를 설명한다. (A)
    4) 기타 질병진단에 활용되는 동종효소의 종류와 임상적 의의를 설명한다. (B)

제9장 간기능검사(8시간)

학습목적

간의 기능을 검사하기 위한 기초적인 간의 해부생리적 특징을 이해하고, 간기능과 관련된 모든 검사 항목들의 특징을 파악하고 이해한다.

학습목표

1. 간기능에 따른 검사 방법의 분류를 파악하고 설명한다. (A)
2. 빌리루빈(bilirubin) 대사 과정과 임상적 의의를 설명한다. (A)
3. 직접빌리루빈 측정(conjugated bilirubin), 간접빌리루빈 측정(unconjugated bilirubin) 및 총빌리루빈 측정 방법을 설명한다. (A)
4. 혈청교질반응검사의 종류와 원리를 설명한다. (B)
5. 인도시아닌그린(indocyanine green, ICG) 검사법을 설명한다. (A)

6. 브롬설포프탈레인(bromsulfophthalein, BSP)법을 설명한다. (B)

제10장 콩팥(신장)기능검사(Kidney function test)(8시간)

학습목적

콩팥의 기능을 검사하기 위한 기초적인 콩팥의 해부생리적 특징을 이해하고, 콩팥기능과 관련된 모든 검사 항목들의 특징을 파악하고 이해한다.

학습목표

1. 콩팥 기능과 콩팥기능검사법의 종류를 파악하고 이해한다.
   1) 콩팥의 기능을 설명한다. (A)
   2) 사구체기능검사의 종류를 설명한다 (A)
   3) 클리어런스(clearance) 시험 방법과 임상적 의의를 설명한다. (A)
   4) 세뇨관기능검사의 종류를 설명한다. (B)
   5) 페놀설폰프탈레인(phenolsulfonphthalein, PSP) 시험 방법과 임상적 의의를 설명한다. (A)
   6) 기타 신장질환 진단을 위한 검사를 설명한다. (B)

제11장 호르몬검사(8시간)

학습목적

임상에서 질병 진단에 활용되는 호르몬의 종류를 분류하여 파악하고 임상적 의의 및 측정법을 이해한다.

학습목표

1. 호르몬을 분류하고 임상적 의의를 설명한다. (A)
2. 스테로이드호르몬(steroid hormone)의 대사 과정을 설명한다. (A)
3. 부신피질기능저하증 및 부신피질기능항진증을 설명한다. (B)

4. 부신피질 기능 검사법의 종류와 방법을 설명한다. (A)
5. 부신수질 호르몬의 측정을 설명한다. (A)
6. 요중 17-KS 측정법의 원리와 방법을 설명한다. (A)
7. 요중 17-OHCS의 측정법의 원리와 방법을 설명한다. (A)
8. 요중 VMA 측정법의 원리와 방법을 설명한다. (A)
9. 기타 호르몬의 측정법을 설명한다. (B)

제12장 치료약물 검사 (8시간)

학습목적

치료약물검사(TDM)의 의의, 혈청 약물검사가 필요한 약물의 분류 및 측정방법과 측정 시 주의사항을 이해한다.

학습목표

1. 약물검사(TDM)의 측정기법을 설명한다
   1) 약물 검사의 의의를 설명한다. (A)
   2) 독성학의 의의를 설명한다. (B)
   3) 혈청 약물 검사가 필요한 약물의 종류를 파악한다. (A)
   4) 약물검사 방법의 종류 및 원리를 설명한다. (A)
   5) 약물농도의 변동요인, 영향인자를 설명한다. (A)
   6) 약물농도 분석기기의 종류, 작동법 및 주의 사항을 설명한다. (B)

제13장 종양 및 심장 표지자검사(8시간)

학습목적

주요 종양 표지자와 심장 표지자의 종류를 분류하여 파악하고 임상적 의의와 측정 기법들에 관해 이해한다.

학습목표

1. 종양 표지자 물질을 설명한다.
   1) 종양 표지자의 종류를 설명한다. (A)
   2) 종양 표지자 검사의 임상적 의의를 설명한다. (A)
   3) 종양 표지자 검사방법과 그 원리를 설명한다. (B)
2. 심장 표지자 물질을 설명한다.
   1) 심장 표지자의 종류를 설명한다. (A)
   2) 심장 표지자 검사의 임상적 의의를 설명한다. (A)
   3) 심장 표지자 검사방법과 그 원리를 설명한다. (B)
3. 분자생물학적 측정방법을 설명한다. (B)
   1) 핵산의 개념을 설명한다.
   2) 유전자 발현의 과정을 이해한다.
   3) 분자생물학적 검사기법(DNA 추출, DNA probe, dot blot hybridization, PCR, Southern blot, Northern blot, Western blot), in situ hybridization을 설명한다.
   4) 핵산분석을 통한 선천질환(대사의 이상) 과 진단법을 설명한다.

체액 및 요검사학(4학점)

차 례	단 원	강의시간	
		이론	실습
제1장	요검사 개요	4	0
제2장	요의 물리적 검사	3	4
제3장	요의 화학적 검사	8	6
제4장	요의 현미경적 검사	8	6
제5장	요검사의 정도관리	2	2
제6장	신장질환	2	0
제7장	대사질환의 요 선별검사	4	4
제8장	뇌척수액	3	2
제9장	정액	3	2
제10장	활액	2	1
제11장	장액	2	1
제12장	양수	2	1
제13장	대변검사	2	1
	합 계	45시간	30시간

학습목적

요검체와 각종 체액 검체(뇌척수액, 위액, 천자액, 정액, 양수 등)를 이용하여 측정법의 원리, 측정법을 이해시키고 검사 수행에 필요한 관련된 사항을 파악하여 비뇨기계통, 간기능, 순환기계통 등의 임상 적용을 익힌다.

제1장 요검사 개요(4시간)

학습목적

요검사의 발전 과정, 요 형성 메커니즘, 그리고 요 검체 채취 및 취급법을 익힌다.

학습목표

1. 요검사실의 안전을 설명한다. (B)
2. 요 형성과 관련된 신장의 기능을 설명한다. (B)
3. 요를 구성하는 주요 물질을 파악한다. (B)
4. 정체불명의 검체가 요인지를 확인하는 방법에 대해 설명한다. (A)
5. 요 검체의 종류를 열거하고 각각의 용도를 설명한다. (A)
6. 요 검체를 실온에 2시간 이상 방치할 경우에 일어나는 변화를 설명한다. (A)
7. 요 검체를 보존하는 방법을 열거하고 그들의 장·단점을 설명한다. (A)
8. 검사실에서 요 검체 접수를 거절할 수 있는 조건을 설명한다. (A)

제2장 요의 물리적 검사법(7시간)

학습목적

정상과 비정상적인 요의 물리적 성질(색깔, 투명도, 비중, 거품, 냄새)에 관한 내용을 익힌다.

학습목표

1. 정상적인 요 색깔이 형성되는 요인을 설명한다. (A)
2. 이상(비정상) 요 색깔을 형성하는 요인을 설명한다. (A)
3. 요 투명도의 임상적 의의를 설명한다. (A)
4. 약한 혼탁을 일으키는 병적 원인과 비병적 원인을 설명한다. (A)
5. 비중 측정과 그것의 임상적 의의를 설명한다. (A)
6. 비중계법, 굴절계법 및 조화진동비중계법에 의한 요비중 측정법의 원리를 설명한다. (A)

7. 특이한 요 냄새를 나타내는 원인을 설명한다. (B)
8. 요 진탕 시 나타나는 황색 거품과 대량의 백색 거품의 임상적 의의를 설명한다. (A)

제3장 요의 화학적 검사(14시간)

학습목적

요에 포함되어 있는 물질의 대사와 그 변화를 이해하고 대사물질이나 유형성분 중 질환을 진단하는 데 의의가 있는 것(pH, 단백질, 글루코오스, 혈액, 케톤체, 빌리루빈, 우로빌리노겐, 아질산염, 백혈구에스테라아제, 비중, 아스코르브산)을 일상적으로 검사하는 시험지법과 필요한 경우 그것의 확인검사법을 익힌다.

학습목표

1. 시험지 검사를 수행하는 데 필요한 적절한 기법을 설명한다. (A)
2. 시험지가 조기에 변질되는 원인과 방지법을 설명한다. (A)
3. 시험지 검사에서 일상적으로 시행되고 있는 정도관리 방법을 설명한다. (A)
4. pH, 단백질, 글루코오스, 혈액, 케톤체, 빌리루빈, 우로빌리노겐, 아질산염, 백혈구에스테라아제, 비중, 아스코르브산에 대한 시험지법의 측정 원리, 간섭 요인 및 관련 검사를 설명한다. (A)
5. 요 단백질 검사법인 설포살리실산(SSA) 법과 그것의 결과 해석 및 간섭 요인을 설명한다. (A)
6. 벤스 존스 단백질의 특이한 용해성과 이 단백질을 검출하는 선별검사법을 설명한다. (A)
7. 당뇨의 원인과 글루코오스에 대한 신역치를 설명한다. (A)
8. 요에 나타나는 3가지 “케톤체”를 파악한다. (A)
9. 혈뇨, 헤모글로빈뇨 및 미오글로빈뇨 사이의 요 및 혈청의 외관과 임상적 의의에 대한 차이점을 설명한다. (A)
10. 헤모글로빈뇨와 미오글로빈뇨를 구별하는 방법을 이해한다. (A)
11. 헤모글로빈이 분해되어 빌리루빈, 우로빌리노겐 그리고 최종적으로 우로빌린이 되는 과정을 설명한다. (A)
12. 담관 폐쇄, 간질환 및 용혈성 질환의 진단에 대한 요 빌리루빈 및 우로빌리노겐의 관계를 설명한다. (A)
13. 요 빌리루빈 검사법인 Ictotest의 장점과 단점을 파악한다. (A)
14. 우로빌리노겐, 포르포빌리노겐, 기타 에를리히반응성 화합물을 구별하는 데 사용되는

왓슨-슈바르츠시험과 포르포빌리노겐에 대한 호슈 선별시험을 설명한다. (A)

제4장 요의 현미경적 검사(14시간)

학습목적

정상 및 비정상 요에 존재하는 유형성분, 즉 요침사(혈액세포, 상피세포, 기타 세포, 원주, 결정, 기타 인공산물 등)를 현미경으로 관찰하는 기법(표본제작, 염색법, 현미경검사법)을 익히고, 그들의 요 출현이 갖는 임상적 의의를 이해한다.

학습목표

1. 육안적 요 선별에 이용되고 있는 물리적 및 화학적 지표와 그들의 의의를 설명한다. (A)
2. 요침사 검사에서 검체 준비, 검체 양, 원심분리, 침사 준비, 침사 양, 침사 검사 및 결과 보고에 있어서 표준법으로 추천되고 있는 방법을 설명한다. (A)
3. 요침사검사에서 스테른하이머-말빈, 아세트산, 톨루이딘블루, 수단-Ⅲ, 그람, 한셀 및 프루시안블루(감청) 염색의 목적을 설명한다. (A)
4. 광학현미경, 편광현미경, 위상차현미경 및 간섭현미경의 기본 원리와 침사검사에 이용되는 의의를 설명한다. (A)
5. 정상과 비정상 침사의 구별방법을 설명한다. (A)
6. 요침사에서 관찰된 적혈구, 백혈구, 상폐세포, 지방체의 의의를 설명한다. (A)
7. 원주 형성 과정을 설명한다. (A)
8. 초자, 적혈구, 백혈구, 세균, 상피세포, 고립, 납양 및 광폭(브로드) 원주의 의의를 설명한다. (A)
9. 산성 및 알칼리성 요에서 관찰되는 정상 결정의 이름과 모양을 설명한다. (A)
10. 병적 상태에서 관찰되는 시스틴, 콜레스테롤, 류신, 티로신 및 빌리루빈 결정의 형태와 의의를 설명한다. (A)
11. 물리적 및 화학적 요검사와 현미경 관찰 사이의 상관성과 차이점을 설명한다. (A)

제5장 요검사의 정도관리(4시간)

학습목적

요검사의 지속적 질향상(CQI), 총체적 질관리(TQM), 정도보증(QA), 정도관리(QC)에 대한 개념을 이해한다.

학습목표

1. 요검사의 정도관리법을 설명한다. (B)
2. 질평가(quality assesement)에 있어서 분석전, 분석중 및 분석후 요인과 이들에서 발생하는 오차의 종류를 설명한다. (B)

제6장 신장질환(2시간)

학습목적

신장 및 요로와 관련된 각종 질환의 병태생리학적 내용과 그들의 진단에 필요한 검사를 이해한다.

학습목표

1. 사구체, 세뇨관, 간질 및 혈관에서 기원하는 신장질환을 설명한다. (B)
2. 면역학적 손상이 사구체막에서 생성되는 과정을 설명한다. (B)
3. 사구체신염의 정의를 파악한다. (B)
4. 급성 연쇄상구균 감염후 및 급속 진행성 사구체신염, 굿패스처증후군, 베게너 육아종증 및 헤노흐-쉔라인 자반병에서 볼 수 있는 특징적인 임상 증상, 병인학 및 요검사 소견을 설명한다. (B)
5. 앞에서 기술한 모든 질환과 관련된 유의한 요침사 성분을 설명한다. (B)
6. 막성과 막증식성 사구체신염의 구별법을 설명한다. (B)
7. 신세뇨관 손상을 진단하는 데 있어서 중요한 침사 성분을 파악한다. (B)
8. 당뇨병성 신증과 신성 요붕증을 구별법을 설명한다. (B)

9. 방광염, 신우신염 및 급성 간질성 신장염의 요검사 결과를 비교하여 설명한다. (B)
10. 신전성, 신성 및 신후성 급성 신부전의 원인과 검사 결과를 설명한다. (B)
11. 신결석의 형성과 성분 그리고 신결석 환자 관리 기법을 설명한다. (B)

제7장 대사질환의 요 선별검사(8시간)

학습목적

선천성 및 후천성 대사질환의 발생 메커니즘을 이해하고 그들을 검출하는 선별검사법을 익힌다.

학습목표

1. 신생아에 대한 선별검사의 중요성과 방법을 설명한다. (B)
2. 페닐케톤뇨증(PKU)의 발생 기전과 선별검사법 및 임상증상을 설명한다. (A)
3. 티로신뇨증의 3가지 원인과 그것을 검출하기 위한 선별검사법을 설명한다. (A)
4. 알캅톤뇨증에서 비정상적으로 요 중에 존재하는 물질의 이름을 말하고, 그것의 존재 여 부는 알 수 있는 방법을 설명한다. (A)
5. 멜라닌을 포함하고 있는 요의 외관과 의의를 설명한다. (A)
6. 단풍당밀뇨병과 관련된 기본적인 검사를 설명한다. (B)
7. 신생아에서 발견된 케톤뇨증의 의의를 설명한다. (B)
8. 간질성 질환으로 인한 요 인디칸의 존재와 하아트눕병의 구별법을 설명한다. (A)
9. 요 중에 5-히드록시인돌아세트산이 증가하는 의의를 설명한다. (A)
10. 시스틴뇨증과 시스틴축적증 사이의 질병 진행 과정, 검사 등에 관한 차이점을 설명한다. (B)
11. 헴 합성 경로에 있는 성분과 그들의 분석에 사용되고 있는 주된 검체를 설명한다. (A)
12. 주요 포르피린증의 원인과 임상적 의의를 설명한다. (B)
13. 포르피린 성분의 검사에 있어서 에를리히반응과 형광시험 사이의 차이점을 설명한다. (A)
14. 포르피린이 증가한 요의 외관에 대해 설명한다. (A)
15. 무코다당류를 정의하고, 그것과 관련된 3가지 증후군을 설명한다. (B)
16. 요 무코다당류를 검출하는 3가지 선별검사법을 파악한다. (B)
17. 신생아의 요에 요산결정이 증가하는 의의를 설명한다. (B)
18. 모든 신생아에 대해 요-환원성 물질을 검사하는 이유를 설명한다. (B)

제8장 뇌척수액(5시간)

학습목적

뇌척수액의 생성 및 기능을 이해하고 각종 병태를 진단하는 물리적, 화학적, 진단세포학적 및 미생물학적 검사법을 익힌다.

학습목표

1. 뇌척수액(CSF)의 주요 기능을 설명한다. (A)
2. 뇌척수액 검체를 검사 목적에 따라 3개의 시험관에 분배하는 내용과 보존법을 설명한다. (A)
3. 정상적인 CSF의 외관, 단백질, 글루코오스, 젖산 및 글루타민의 정상치와 이들의 변화에 대한 임상적 의의를 설명한다. (A)
4. 크산토크로미아를 설명한다. (A)
5. 세균성, 바이러스성, 결핵성 및 진균성 수막염에서 CSF의 백혈구 상태를 설명한다. (A)

제9장 정액(5시간)

학습목적

수정능력검사, 즉 불임검사에 포함된 정액검사의 종류와 기준범위 등을 익힌다.

학습목표

1. 정자 생성과 관련된 구조와 그들의 기능을 설명한다. (A)
2. 정액의 4가지 성분과 그들의 기원 및 기능을 설명한다. (A)
3. 정액의 정상적인 외관과 비정상적인 외관을 설명한다. (A)
4. 정액의 양이 감소하는 원인을 설명한다. (A)
5. 정액 액화와 점도의 의의를 설명한다. (A)
6. 정자 농도와 정자수 계산 방법을 설명한다. (A)
7. 일상적인 정액검사와 추가검사에 대한 세계보건기구의 정상치를 설명한다. (A)

8. 정자 운동성을 평가하는 데 고려되는 2가지 지표를 설명한다. (A)
9. 정상적인 정자의 외관, 구조, 기능을 설명한다. (A)

제10장 활액(3시간)

학습목적

병태에 따른 활액(관절액) 성분 변동과 그들에 대한 현미경적 검사 및 화학적 검사 등을 익힌다.

학습목표

1. 활액의 형성과 기능을 설명한다. (A)
2. 보통 4가지로 분류하는 관절질환의 검사 소견을 설명한다. (A)
3. 관절액에 대해 가장 많이 검사하는 5가지 검사 항목을 파악한다. (A)
4. 정상 및 비정상 상태에 있는 활액의 외관을 설명한다. (A)
5. 활액의 정상 및 비정상 세포 성분을 설명한다. (A)
6. 활액에서 발견되는 결정을 파악한다. (A)
7. 활액에 대한 글루코오스 및 젖산 검사의 임상적 의의를 설명한다. (A)

제11장 장액(3시간)

학습목적

장액 중 흉막액(흉수), 심낭액, 복막액(복수) 에 대한 진단세포학적 검사와 화학적 검사 등에 관한 내용을 익힌다. 특히 유출액인 누출액과 삼출액을 구분하는 기준을 익힌다.

학습목표

1. 장액의 정상적인 형성 과정을 설명한다. (B)
2. 장액성 유출액의 주요 원인을 설명한다. (B)

3. 누출액(여출액) 과 삼출액 간의 병인학, 외관, 검사소견에 대한 차이점을 설명한다. (B)
4. 혈흉과 출혈성 삼출액 간의 차이점을 설명한다. (B)
5. 흉막액에 호중구, 림프구, 호산구 및 형질세포가 증가한 의의를 설명한다. (B)
6. 흉막액에 대해 실시하는 일반적인 3가지 화학적 검사를 설명한다. (B)
7. 복막액에 대해 일반적으로 실시하는 4가지 화학적 검사를 설명한다. (B)

제12장 양수(3시간)

학습목적

양수의 형성 및 기능, 양수검사의 종류 및 그들의 임상적 의의를 이해한다.

학습목표

1. 양수의 형성, 성분 및 기능을 설명한다. (A)
2. 빌리루빈, 태아폐성숙(FLM) 및 세포유전검사에 대한 양수 취급법 및 측정법을 설명한다. (B)
3. 신생아 용혈성 질환을 평가하는 분광분석법의 원리를 설명한다. (B)
4. 양수검사와 관련된 제반 검사에 대해 설명한다. (B)

제13장 대변검사(3시간)

학습목적

대변의 형성과 종류, 육안적 선별검사, 현미경적 검사 및 화학적 검사, 그리고 임상적 의의를 이해한다.

학습목표

1. 대변의 정상적인 성분을 파악한다. (B)
2. 분비성 설사와 삼투성 설사의 차이를 설명한다. (B)
3. 설사와 지방변증의 3가지 원인을 설명한다. (B)

4. 소화장애와 흡수장애의 차이 및 두 상태를 구별하는 검사법을 파악한다. (B)
5. 대변 색깔이 적색, 흑색, 담황색일 때의 병적 및 비병적 원인을 설명한다. (A)
6. 잠혈검사법인 구아약시험의 원리와 이 시험을 선택하는 이유를 설명한다. (A)
7. 대변으로 태아 헤모글로빈, 췌장 기능부전, 탄수화물 불내성에 대해 화학적 선별검사를 수행하는 방법을 설명한다. (B)

방사성동위원소검사기술학(2학점)

차 례	단 원	강의시간	
		이론	실습
제1장	방사능 및 방사선의 성질	6	
제2장	방사선 측정、측정기기	2	
제3장	방사성의약품	2	
제4장	환자에게 동위원소를 투여하여 시료를 측정하는 방법 (in vivo 시료 측정법)	6	
제5장	환자에게 동위원소를 투여하지 않고 시료를 측정하는 방법(in vitro 시료 측정법)	12	
제6장	방사선관리	2	
	합 계	30시간	

학습목적

방사성동위원소 검사기술학(핵의학 검사기술학) 은 방사성동위원소를 이용하여 검체 중의 물질을 분석함으로써 환자의 진단, 치료 효과 및 예후를 규명하는 학문이다. 따라서 이를 이해하기 위해 동위원소와 관련된 물리학적인 기본 지식과 검사와 관련된 기구 및 기법에 대하여 학습한다.

제1장 방사능 및 방사선의 성질(6시간)

학습목적

원자, 방사성동위원소, 방사선의 성질, 방사선과 물질의 상호작용, 원자핵의 붕괴, 붕괴정수 및 방사선에 관한 단위 등 물리학적 기초 지식을 이해한다.

학습목표

1. 질량수와 원자번호(A)
2. 방사선동위원소(A)
3. 방사선의 성질(A)
4. 원자핵의 붕괴 : α 붕괴, β 붕괴, γ 선 방출(A)
5. 붕괴정수와 반감기, 주요 핵종의 반감기(A)
6. 유효반감기(A)
7. 방사선에 관한 단위(방사능 : Bq, 조사선량 : C/kg, 흡수선량 : Gy, 선량당량 : Sv) (A)

제2장 방사선 측정 · 측정기기(2시간)

학습목적

주방사선의 검출원리와 응용기기를 익힌다.

학습목표

1. 방사선의 검출 원리(A)
2. 방사능 측정 : 계수율, cpm, cps(A)
3. 시료 측정장치 : NaI신틸레이션 카운터, 액체신틸레이션 카운터(A)
4. 체외 측정장치 : 신티스캐너, 신티카메라, 에미션CT, 갑상선 섭취율 측정장치, 전신계측 장치, 서베이미터(B)

제3장 방사성의약품(2시간)

학습목적

방사성의약품의 특징과 조건, 방사성동위원소 및 방사성의약품의 제조 방법을 이해한다.

학습목표

1. 방사성의약품의 특징과 조건 (A)
2. 방사성동위원소 및 방사성의약품의 제조 (B)
3. 검사법의 수기별(방법론적) 분류 (A)
   1) 시료(검체) 측정법 : in vitro, in vivo
   2) 체외측정법 : in vivo
4. 임상에서 가장 많이 사용되고 있는 in vitro 및 in vivo 핵종 (A)

제4장 환자에게 방사성의약품을 투여하고 시료를 측정하는 검사(in vivo 시료측정

학습목적

in vivo 시료측정의 종류와 각 측정법의 원리, 방법 및 결과를 이해한다. 특히 각 측정에 사용되는 방사성 동위원소의 종류를 숙지한다.

학습목표

1. 순환혈장, 혈구, 혈액량 (A)
2. 철동태 검사 (페로카이네틱스) : 혈장 철 소실률, 적혈구 철 이용률 (A)
3. 적혈구 수명 (A)
4. 비타민 B_{12} 흡수시험 (A)
5. 단백누출시험 (A)
6. 지방흡수시험 (A)

제5장 환자에게 방사성의약품을 투여하지 않고 시료를 측정하는 검사 (in vitro 시료측정법) (12시간)

학습목적

in vitro 시료측정법의 특징과 종류, 그리고 각 측정법의 원리를 이해하고, RIA로 측정되고 있는 호르몬, 바이러스항원, 종양항원, 약제, 기타 물질의 측정을 이해한다.

학습목표

1. 직접 포화분석법 : T_3-레진섭취율시험, 혈청 불포화 철결합능측정(A)
2. 경쟁 방사측정법 : 방사면역 측정법(RIA) 및 경쟁적 단백결합 측정법(CPBA)의 원리(A)
3. 방사수용체 측정법(RRA) (B)
4. 면역방사 정량법(IRMA) (B)
5. RIA에 의한 각종 호르몬 측정 (B)
   뇌하수체 호르몬(GH, ACTH, TSH, LH, FSH, ADH, 프로락틴), 췌장 호르몬(인슐린, 글루카곤, C-펩티드), 소화관호르몬(가스트린, 세크레틴), 태반호르몬(HCG), 부갑상선 호르몬(PTH), 코르티졸, 알도스테론, 갑상선 호르몬(티록신, 트리요오드티로닌) 등
6. RIA에 의한 바이러스 특이항원, 종양항원, 약제, 기타 물질 측정(B)
   HBs-Ag, HBs-Ab, HBe-Ag, HBe-Ab, HBc-Ab, AFP, CEA, 탄수화물 항원(CA) 등

제6장 방사선 관리

학습목적

방사선 장애, 사용시설의 기준, 안전하게 취급하기 위한 기구, 방사선 방호의 원칙 기타 안전관리에 관한 내용을 이해한다.

학습목표

1. 방사선의 인체에 미치는 영향(방사선 장애) (A)
2. 방사선 방호 원칙 (A)
3. 피폭선량 측정 (B)
4. 실효선량 당량 (B)
3. 시설, 설비 기준 (B)
4. 피폭방호와 안전한 취급법 (A)
5. 개인관리 (B)
6. 환경관리 (B)
7. 폐기물처리 (B)

혈액학(8학점)

차 례	단 원	강의시간	
		이론	실습
제1편	혈액학	60	
제1장	혈액의 개념	2	
제2장	혈액의 기능	2	
제3장	조 혈	3	
제4장	적혈구계	10	
제5장	백혈구계	10	
제6장	거핵구계 및 혈소판	2	
제7장	지혈과 응고	6	
제8장	섬유소 용해계	1	
제9장	적혈구계 질환	10	
제10장	백혈구계 질환	10	
제11장	출혈성 질환	4	
제2편	혈액학 실습		120
제1장	기본적 검사기술		6
제2장	일반적인 혈액 검사		32
제3장	특수혈액 검사		38
제4장	골수 검사		4
제5장	혈액응고계 및 섬유소용해계 검사		32
제6장	체액 검사		1
제7장	혈액면역 검사		1
제8장	유세포분석기		1
제9장	염색체 검사		4
제10장	검사 후 처리		1
	합 계	60시간	120시간

제1편 혈액학(60시간)

학습목적

인체혈액의 조혈기관으로부터 혈구의 분화, 생성과정, 혈구의 정상적인 형태, 구성성분 및 대사기능 등을 이해하고 혈액응고 및 지혈기전을 파악하며 각종 혈액질환의 분류와 진단을 위한 검사의 필요성과 그 결과를 해석 할 수 있어야 한다.

제1장 혈액의 개념(2시간)

학습목표

1. 혈액학을 정의한다. (B)
2. 혈액학의 발전사를 설명한다. (B)
3. 혈액의 구성 성분에 관련된 다음과 같은 용어를 설명한다. (A)
   1) 전혈(whole blood)
   2) 혈청(serum)
   3) 완충층(buffy coat layer)
   4) 적혈구용적(hematocrit)
   5) 혈병(blood clot)
   6) 혈장(plasma)
4. 혈액의 형성과정을 설명한다. (A)
5. 정상세포의 성숙에 대하여 설명한다. (A)
6. 말초혈액에서 존재하는 혈구의 종류를 열거한다. (A)
7. 적혈구, 백혈구, 혈소판수의 정상 크기 및 분포비율을 설명한다. (A)
8. 항응고제(anticoagulant)의 작용을 설명한다. (A)
9. 성인의 총혈액량에 대해서 설명한다. (B)
10. 혈액의 일반적 특성인 아래의 내용에 대해 설명한다. (A)
    1) 비중
    2) 생성 및 파괴
11. 혈액량의 생리적 변화를 설명한다. (B)
12. 혈액의 양과 질병과의 관계를 설명한다. (B)
13. 순환계를 인지한다. (B)

제2장 혈액의 기능(2시간)

학습목표

1. 폐와 조직에서 산소와 이산화탄소의 운반기능을 설명한다. (A)
2. 혈액의 운반기능(영양물질, 호르몬, 노폐물)을 설명한다. (A)
3. 혈색소에 관련된 다음 용어를 정의한다. (A)
   1) Oxyhemoglobin 2) Carboxyhemoglobin
   3) Methemoglobin 4) Sulfhemoglobin
4. 혈액의 생체방어기능(탐식작용, 면역작용)을 설명한다. (A)
5. 지혈기능을 설명한다. (A)
6. 삼투압조절에 대해 설명한다. (A)
7. pH유지에 대해 설명한다. (B)
8. 체온조절기능에 대해 설명한다. (B)
9. 혈액의 완충작용물질을 열거한다. (B)

제3장 조혈(3시간)

학습목표

1. 혈구생성의 기원에 대해 설명한다. (A)
2. 혈구의 생성과 파괴에 의한 항정상태(homeostasis) 설명한다. (B)
3. 조혈모세포(hematopoietic stem cells)를 정의한다. (A)
4. 조혈모세포의 종류를 열거한다. (A)
5. 각 혈구의 분화, 증식, 성숙을 정의한다. (A)
6. 혈구의 수명에 대해 설명한다. (A)
7. 각 혈구의 전구세포(progenitor cell)의 종류를 열거한다. (A)
8. 태생기의 조혈을 설명한다. (A)
9. 출생시와 성인기의 조혈을 설명한다. (A)
10. 적골수와 황골수를 정의한다. (A)
11. 수외조혈(extramedullary hemopoiesis) 을 설명한다. (A)
12. 조혈자극인자(혹은 성장인자) 의 종류를 열거한다. (A)
13. 혈구의 기본 구조와 기능을 설명한다.
    1) 세포막을 구성하는 지질, 단백질, 탄수화물의 역할을 설명한다. (A)
    2) 핵 염색질의 종류와 구조적인 특징을 설명한다. (B)

3) 핵소체에 대해서 설명한다. (B)
4) 사립체의 기능을 설명한다. (B)
5) 리보소옴의 기능을 설명한다. (B)
6) RNA의 합성이 왕성한 혈구의 염색성을 설명한다. (A)
7) 리조솜의 기능을 설명한다. (B)
8) 골지체의 분비기능을 설명한다. (B)
9) 세포골격유지 및 운동에 관련된 세포소기관의 종류를 알아본다. (A)

16. 혈구의 성숙에 따른 변화에 대해서 설명한다. (A)
   1) 세포의 크기 변화　2) 핵 변화　3) 세포질 변화
17. 비동시성(asynchronism) 을 정의하고 그 예를 제시한다. (B)

제4장 적혈구계(10시간)

학습목표

1. 다음 적혈구계 성숙단계의 형태학적 특징을 설명한다. (A)
   1) 전적아구　2) 염기성적아구　3) 다염성적아구
   4) 정염성적아구　5) 망상적혈구　6) 적혈구
2. 적혈구계의 집락형성세포를 열거한다. (A)
3. 적혈구 생성호르몬인 erythropoietin에 대해 설명한다. (A)
4. 혈액내 망상적혈구의 증가 의미를 설명한다. (A)
5. 적혈구의 수명을 설명한다. (A)
6. 적혈구 기능에 영향을 미치는 요인들에 대해 설명한다. (A)
   1) 혈색소 형태와 구조
   2) 산소와 결합기전
   3) pH와 산소와의 관계
   4) 2,3-DPG(BPG)의 농도와 결합과의 관계
   5) 온도와 산소결합과의 관계
   6) 산소분압과 산소결합과의 관계
   7) 탄산가스와의 결합 관계
   8) Bohr 이론
   9) 태아 혈색소와 산소결합관계
7. 적혈구 막에 대해 설명한다. (B)
   1) 구조　2) 기능　3) 지방막 성분과 기능
   4) 막 단백의 구조와 분리　5) 막 탄수화물의 구조와 기능

6) 막 단백 분리 7) 막 수송 8) 막 수동수송

8. 분열증식이 가능한 적아구 종류를 열거한다. (A)
9. 혈색소합성이 가능한 적아구 종류를 열거한다. (A)
10. 적아구의 공통된 형태학적 특징을 열거한다. (A)
11. 적아구의 성숙에 따른 변화를 4가지 이상 열거한다. (A)
12. 적혈구 성숙에 필요한 물질을 4가지 이상 열거한다. (A)
13. 망상적혈구의 출현과 의미를 설명한다. (A)
14. 조혈소(erythropoietin) 기능을 인지한다. (B)
15. Price-Jones curve에 대해 설명한다. (A)
16. 거대적아구(megaloblast) 계의 성숙단계와 형태의 특징을 설명한다. (B)
17. 거대적아구의 생성원인과 질병과의 관계를 인지한다. (A)
18. 적혈구에 의한 이산화탄소의 운반형태를 설명한다. (A)
19. 적혈구의 당 대사에 대하여 설명한다. (A)
    1) Embden-Meyerhof 의 경로 2) Hexose monophosphate 경로
    3) Methemoglobin reductase 경로 4) Rubering-Rapaport 경로
20. 적혈구의 기능에 에너지(ATP) 가 필요한 이유를 설명한다. (B)
21. 당 대사 경로에서 가장 흔히 결핍될 수 있는 중요한 효소를 열거한다. (B)
22. 사립체와 세포질에서의 heme 합성 경로를 설명한다. (A)
23. Heme의 구조를 설명한다. (A)
24. Globin 합성 경로를 설명한다. (A)
25. 혈색소 종류와 구조를 설명한다. (A)
    1) Gower 1 혈색소 2) Gower 2 혈색소
    3) Portland 혈색소 4) 태아 혈색소
    5) 성인 혈색소(Hb A1과 A2)
26. 이상혈색소를 정의한다. (A)
27. 이상혈색소의 종류를 열거한다. (B)
    1) 혈색소 S, C, D, E 2) 혈색소 M
    3) 산소와 친화성이 달라진 혈색소 4) 불안정한 혈색소
28. 이상혈색소 검사법의 종류를 열거한다. (B)
29. 노화 적혈구의 파괴과정을 설명한다. (A)
    1) 혈관 밖 용혈 과정을 설명한다.
    2) 혈관 내 용혈 과정을 설명한다.
30. 혈색소 분해과정에 대해 설명한다. (A)
31. 혈색소 운반 단백질에 대해 설명한다. (B)
32. 혈색소합성에 필요한 비타민과 무기질에 대해 설명한다. (B)
33. 혈관내. 외 용혈 증가시 혈액, 소변, 대변의 성분변화를 설명한다. (B)

34. 혈색소뇨와 헤모시데린뇨를 정의한다. (B)
35. 체내 총철의 양과 분포를 설명한다. (A)
36. 체내 철의 흡수 부위와 흡수 형태를 설명한다. (A)
37. Transferrin을 설명한다. (A)
38. 철 대사에서 철의 섭취에 대해 설명한다. (B)
39. 체내의 철대사에 대해 설명한다. (A)
40. 저장철의 종류와 저장 부위를 설명한다. (A)
41. 철의 손실에 대해서 설명한다. (B)
42. 다음 용어를 정의한다. (A)
    1) 혈청철
    2) 불포화철결합능
    3) 총철결합능
    4) Transferrin의 포화도
43. 철적혈구와 철적아구를 비교 설명한다. (A)
44. 크기 변화의 이상적혈구들을 설명한다. (A)
    1) 소적혈구(microcyte)
    2) 대적혈구(macrocyte)
    3) 정적혈구(normocyte)
    4) 거대적혈구(megalocyte)
    5) 대소부동증(anisocytosis)
45. 적혈구의 대소부동증을 알 수 있는 3가지 방법을 제시한다. (A)
46. 염색성 변화의 이상적혈구들을 설명한다. (A)
    1) 정색소성적혈구(normochromia)
    2) 저색소성적혈구(hypochromia)
    3) 고색소성적혈구(hyperchromia)
    4) 다염성적혈구(polychromasia)
47. 형태변화의 이상적혈구를 설명한다. (A)
    1) 구상적혈구(spherocyte)
    2) 난형적혈구(elliptocyte)
    3) 분열적혈구(schistocyte)
    4) 극피적혈구(burr cell)
    5) 유극적혈구(acanthocyte)
    6) 구순적혈구(stomatocyte)
    7) 누적적혈구(tear drop cell)
    8) 겸상적혈구(sickle cell)
    9) 표적적혈구(target cell)
    10) 포진상적혈구(blister cell)
    11) 변형적혈구증(poikilocytosis)
48. 적혈구 이상과 질병과의 관계를 설명한다. (B)
49. 봉입체 이상의 적혈구들을 설명한다.
    1) 호염기성반점(basophilic stippling) (A)
    2) Pappenheimer 소체 (A)
    3) Howell-Jolly 소체 (A)
    4) Cabot환 (A)
    5) Heinz 소체 (A)
    6) Hb 봉입체 (B)
    7) Hb-C crystal (B)
    8) Hb-SC crystal (B)
    9) Schuffner dot (A)
    10) Ringed sideroblast (A)
50. 정상과 비정상적인 적혈구계 세포들을 projector slide를 통해 감별시킨다. (B)
51. 정상적인 염색도말표본에서 볼 수 있는 아래의 내용에 대해 설명한다. (A)

1) 연전형성(Rouleaux formation) 2) 자가응집현상(autoagglutination)

52. 말라리아 감염시에 나타나는 적혈구의 특징을 설명한다. (B)

제5장 백혈구계(10시간)

학습목표

1. 과립유무, 핵의 모양, 기능에 따른 백혈구 종류를 열거한다. (A)
2. 백혈구 집락자극인자(CSF)에 대해 설명한다. (A)
3. 백혈구의 생성과 파괴에 대해 설명한다. (B)
4. 백혈구 성숙시 일반적 변화에 대해 설명한다. (A)
5. 과립백혈구의 분화와 성숙과정을 설명한다. (A)
6. 과립구계와 단구계의 간세포를 설명한다. (B)
7. 과립구의 생성조절인자를 설명한다. (B)
8. 과립백혈구의 과립종류를 설명한다. (A)
9. 호중구에 있어서 아래 내용에 대해 설명한다. (A)
   1) 성숙과정 2) 생성과 순환
   3) 기능 4) 과립성분
10. 호산구에 있어서 아래 내용에 대해 설명한다. (A)
    1) 성숙과정 2) 생성과 순환
    3) 기능 4) 과립성분
11. 호염기구에 있어서 아래 내용에 대해 설명한다. (A)
    1) 성숙과정 2) 생성과 순환
    3) 기능 4) 과립성분
12. 호중구의 탐식과정과 관련된 용어를 설명한다. (A)
    1) 운동성
    2) 주화성(chemotaxis)과 주화성인자(chemotatic factor)
    3) Opsonization 4) 포식소체(phagosome)
    5) 탈과립(degranulation) 6) 살균작용과 산소대사산물
13. 호중구의 골수, 혈액, 조직의 분포에 대해서 설명한다. (B)
14. 비만세포와 호염기구를 비교한다. (B)
15. 과립구의 수명과 파괴를 설명한다. (B)
16. 호중구의 알카리인산 효소에 대해서 설명한다. (B)
17. 단구계의 분화와 성숙과정을 설명한다. (A)
18. 단구계의 분포를 설명한다. (B)

19. 단구의 기능을 설명한다. (A)
20. 단구의 수명을 설명한다. (B)
21. 단구과립의 성분을 설명한다. (B)
22. 과립구(호중구) 계와 단구계의 세포에 존재하는 esterase 특성을 비교한다. (A)
23. 림프구계의 분화와 성숙과정을 설명한다. (A)
24. 림프구의 생성과 순환을 인지한다. (A)
25. T, B림프구의 특성을 설명한다. (A)
26. 림프구의 분포를 설명한다. (A)
    1) 일차림프기관
    2) 이차 혹은 말초 림프조직
27. 림프구의 기능을 설명한다. (A)
28. 림프구와 면역과의 관계를 설명한다. (B)
29. 림프구의 아세포전환(blast transformation)에 대해서 설명한다. (B)
30. 림프구의 재순환(recirculation) 에 대해서 설명한다. (B)
31. B림프구의 감별을 위해 사용되는 표면 표지자(surface makers) 의 종류를 열거한다. (A)
32. T림프구의 감별을 위해 사용되는 표면 표지자의 종류를 열거한다. (A)
33. 면역글로불린의 종류와 성상을 설명한다. (B)
34. T림프구 아집단(subgroup)의 기능을 설명한다. (A)
35. 활성화된 림프구에서 분비되는 lymphokines을 설명한다. (B)
36. 림프구의 수명을 나열한다. (B)
37. 반응성림프구(혹은 이형림프구)를 설명한다. (A)
38. 형질세포와 림프구와의 관계를 설명한다. (A)
39. 형질세포의 형태학적 특징을 설명한다. (A)
40. 형질세포의 기능에 대해 설명한다. (A)
41. 핵이상 백혈구들을 설명한다.
    1) 과분엽(A)　　2) Pelger-Hu ё t이상(A)
    3) Rieder 세포(B)　　4) Sex chromatin(A)
    5) Hyperploid(B)
42. 세포질이상 백혈구를 설명한다.
    1) Auer소체 (A)　　2) D ő hle 소체 (A)
    3) 독성과립 (A)　　4) 공포(A)
    5) Russell소체(B　　6) Chediak-Higashi 증후군의 이상과립(B)
    7) Alder-Reilly과립이상(B)　　8) May-Hegglin 이상증의 봉입체 (B)
43. 기타 비정상백혈구를 설명한다. (A)
    1) LE 세포　　2) Tart 세포　　3) Rosette 세포

4) 모발양세포 5) Sezary 세포 6) Basket 세포
7) Grape 세포 8) Flame 세포 9) Faggot 세포
10) Smudge cell

44. 백혈구를 감별하기 위한 세포화학적 염색법을 열거한다. (B)
45. 백혈구계의 세포들을 감별 할 수 있도록 projector slide를 통해 훈련한다. (B)

제6장 거핵구계 및 혈소판(2시간)

학습목표

1. 거핵구계의 성숙과정에 따른 형태의 특징을 설명한다. (A)
   1) 거핵아구 2) 전거핵구
   3) 거핵구 4) 혈소판
2. 생체외 배양에서 혈소판 간세포를 설명한다. (B)
3. 혈소판 생성 조절인자를 설명한다. (A)
4. 혈소판의 미세 구조(전자현미경상) 를 설명한다. (B)
5. TGF-β 의 기능에 대해 설명한다. (B)
6. 혈소판의 기능을 설명한다. (A)
   1) 혈소판의 점착 2) 혈소판의 응집
   3) 혈소판의 방출 4) 모세관 투과억제 작용기전
7. 혈소판의 분포를 설명한다. (A)
8. 혈소판의 수명을 설명한다. (A)
9. 고밀도과립(dense granule)과 alpha 과립에 저장된 물질을 설명한다. (A)
10. 활성화된 혈소판의 생화학적인 반응을 설명한다. (B)
11. 혈소판 활성화 물질을 열거한다. (A)
12. 혈소판 저해 물질의 생리기전을 설명한다. (A)
13. 기능저해제 종류를 설명한다. (B)
14. 비정상적인 혈소판를 설명한다. (A)
15. 비정상적인 거핵구를 설명한다. (B)
16. 거대 혈소판의 생성과 관련 질병을 설명한다. (B)
17. 혈소판의 위성현상을 설명한다. (A)
18. Thromboxane A2의 역할을 설명한다. (A)
19. 혈소판 인자의 종류와 작용를 열거한다. (A)

제7장 지혈과 응고(6시간)

학습목표

1. 지혈기전을 설명한다. (A)
2. 지혈에 영향을 미치는 인자를 열거한다. (A)
3. 혈관내에서 혈액이 응고되지 않는 이유를 설명한다. (B)
4. 혈소판과 내피세포와의 관계를 설명한다. (A)
5. 혈소판 인지질 대사를 설명한다. (B)
6. 혈소판 방출인자와 지혈관계를 설명한다. (B)
7. 혈관수복을 설명한다. (B)
8. 혈관수축성 물질인 thromboxane A_2 생성과정을 설명한다. (A)
9. 혈관내피하 조직에 혈소판점착기전을 설명한다. (B)
10. 혈관내피하 조직에서 혈소판의 응집기전을 설명한다. (B)
11. 혈소판과 혈액응고인자와의 관계를 설명한다. (B)
12. 혈소판의 활성억제 물질을 설명한다. (B)
13. Arachidonic acid 대사와 혈소판 응집에 대해 설명한다. (B)
14. 고전적 응고기전을 설명한다. (B)
15. 혈액 응고기전을 설명한다. (A)
    1) 내인계 2) 외인계 3) 공통계
16. Serine protease의 작용기전을 설명한다. (B)
17. 응고인자 명명법을 설명한다. (A)
18. 내인계에 관련된 응고인자를 열거한다. (A)
19. 외인계에 관련된 응고인자를 열거한다. (A)
20. 공통경로의 응고기전과 관련된 응고인자를 열거한다. (A)
21. 각 응고인자들의 특성을 설명한다. (A)
    1) Fibrinogen 2) Prothrombin 3) Calcium
    4) Tissue thromboplastin 5) Factor Ⅴ 6) Factor Ⅶ
    7) Factor Ⅷ 8) Factor Ⅸ 9) Factor Ⅹ
    10) Factor Ⅺ 11) Factor Ⅻ 12) Factor ⅩⅢ
    13) Prekallikrein 14) High molecular weight kininogen
    15) von Willebrand factor
22. 혈청에 존재하지 않는 응고인자를 나열한다. (A)
23. 비타민 K 의존응고인자의 종류를 나열한다. (A)
24. 비타민 K의 응고작용기전을 설명한다. (A)
25. 보존혈장에 존재하지 않는 응고인자를 열거한다. (A)

26. 응고인자 흡착제 종류를 열거한다. (A)
27. 흡착제에 흡착되지 않는 응고인자를 열거한다. (A)
28. 치료용 항응고제들의 작용기전을 설명한다. (A)
29. 섬유소 생성에 필요한 섬유소원의 양을 설명한다. (B)
30. 혈액응고 반응에서 Ca^{++}이 필요한 응고인자를 열거한다. (A)
31. Prothrombinase를 정의한다. (B)
32. PIVKA를 정의한다. (A)
33. 혈액응고의 저해물질의 종류와 그 작용을 설명한다. (A)
    1) Antithrombin Ⅲ
    2) α_2-Macroglobulin
    3) C1-inhibitor
    4) α_2-Antitrypsin
    5) Protein C
    6) Protein S
34. Protein C 활성경로를 설명한다. (A)

제8장 섬유소 용해계(1시간)

학습목표

1. 섬유소 용해를 정의한다. (A)
2. 섬유소 용해기전을 설명한다. (A)
3. 섬유소 용해인자(plasmin)를 설명한다. (A)
4. 응고와 용해관계를 설명한다. (B)
5. Plasminogen activators을 열거한다. (A)
6. 섬유소 분해산물(FDP)의 종류를 열거한다. (A)
7. 섬유소 용해인자들의 생화학적 특성에 대해 설명한다. (B)
8. FDP의 지혈억제 작용을 설명한다. (B)
9. 1차 섬유소 용해와 2차 섬유소 용해기전을 비교설명한다. (B)
10. 1차와 2차 섬유소 용해를 감별할 수 있는 검사종목을 설명한다. (B)
11. Antiplasmin 작용을 하는 물질을 열거한다. (A)

제9장 적혈구계 질환(10시간)

학습목표

1. 빈혈을 정의한다. (A)
2. WHO기준에 의한 빈혈의 수치를 설명한다. (A)
3. 빈혈을 형태학적으로 분류한다. (A)
4. 빈혈을 원인별로 분류한다. (A)
5. 빈혈의 일반적인 증상에 대해 설명한다. (B)
6. RDW에 의한 빈혈의 분류를 설명한다. (B)
7. 철결핍성 빈혈(iron deficiency anemia)을 정의한다. (A)
8. 철결핍성 빈혈의 빈도를 설명한다. (B)
9. 철대사를 설명한다. (B)
10. 철결핍의 주요 원인을 열거한다. (B)
11. 철결핍의 진행에 따른 검사변화를 설명한다. (B)
12. 철결핍성빈혈의 검사소견을 설명한다. (A)
    1) Morphology 검사
    2) Serum iron
    3) Unbinding iron capacity
    4) Total iron binding capacity
    5) Transferrin 포화도
    6) 혈청 ferritin
    7) 유리 적혈구 protpporphyrin(FEP)
    8) BM 검사 소견
13. 철결핍성 빈혈과 감별해야 할 다른 소구상 저색소성 빈혈을 비교설명한다. (B)
14. 철적아구성빈혈(sideroblastic anemia)을 정의한다. (A)
15. 철적아구성 빈혈의 검사소견을 설명한다. (A)
    1) 형태학적 검사
    2) 골수 검사
    3) 생화학적 검사
16. 거적아구성 빈혈을 정의한다. (A)
17. 거적아구성빈혈의 원인을 설명한다. (A)
18. 비타민 B_{12}의 대사 및 기능을 설명한다. (B)
19. 거적아구성 빈혈의 검사소견을 설명한다. (A)
    1) 말초혈액 검사
    2) 골수 검사
    3) 생화학적 검사
20. 악성빈혈에 대해 아래의 내용을 설명한다. (A)
    1) 정의
    2) 원인
    3) 일반검사소견
    4) Histamin 자극 후 위액검사
    5) Schilling검사
21. 엽산의 대사 및 기능을 설명한다. (B)
22. 엽산결핍에 의한 특이 검사소견을 설명한다. (B)
23. 재생불량성 빈혈(aplastic anemia)을 정의한다. (A)
24. 재생불량성 빈혈의 원인을 열거한다. (A)

24. 재생불량성 빈혈의 검사소견을 설명한다. (A)
    1) 말초혈액　　　　2) 골수검사
    3) 혈청 철　　　　4) 응고 검사
25. 재생불량성 빈혈의 치료를 위한 골수이식을 설명한다. (B)
26. 그 밖의 hypoproliferative 빈혈의 종류를 열거한다. (B)
27. 용혈성빈혈(hemolytic anemia)을 정의한다. (A)
28. 유전적 적혈구 막 결함의 용혈성빈혈을 열거한다. (B)
29. 유전성 구상적혈구증에 대해 설명한다. (A)
30. 유전성 타원적혈구증에 대해 설명한다. (B)
31. 발작성야간 혈색소뇨증에 대해 설명한다. (A)
32. 적혈구 효소 장애에 의한 용혈성빈혈을 열거한다. (B)
33. 이상혈색소에 의한 용혈성빈혈을 열거한다. (B)
34. 적혈구 외적 요인에 의한 용혈성빈혈을 열거한다. (B)
35. 자가면역성 용혈성빈혈을 설명한다. (B)
36. Malaria감염에 의한 용혈을 설명한다. (B)
37. 행군 혈색소뇨증에 대해 설명한다. (B)
38. 용혈성빈혈의 일반적인 검사소견을 설명한다. (A)
    1) 말초혈액 검사　　　　2) 망상적혈구 수
    3) 골수검사　　　　4) 적혈구수명 측정
39. 용혈성 빈혈의 감별진단을 위한 검사소견을 설명한다. (A)
    1) 형태검사　　　　2) 삼투압 취약성 검사
    3) 자가용혈 검사　　　　4) PNH검사(sucrose 용혈검사와 Ham검사)
    5) 쿰스 시험　　　　6) 한랭반응성항체 검사
    7) 혈색소전기영동　　　　8) 적혈구의 효소 활성검사
40. 지중해성 빈혈을 정의한다. (B)
41. 겸상적혈구성 빈혈을 정의한다. (A)
42. 신생아 용혈성빈혈을 설명한다. (A)
43. 실혈성 빈혈을 설명한다. (B)
44. 만성질환에 의한 빈혈을 설명한다. (A)
45. 적혈구 증가증을 정의한다. (A)
46. 적혈구증가증의 원인에 따라서 분류한다. (A)
47. 이차적 적혈구증가증을 설명한다. (A)
48. 진성 적혈구증가증의 검사소견을 설명한다. (A)
    1) 말초혈액 검사　　　　2) BM 검사　　　　3) 순환혈액량 검사
    4) LAP score　　　　5) 비타민 B_{12} 결합능 증가

제10장 백혈구계 질환(10시간)

학습목표

1. 백혈구증가의 원인을 열거한다. (A)
2. 호중구의 증가원인을 열거한다. (A)
3. 호산구증가증을 열거한다. (A)
4. 호염기구증가증을 열거한다. (A)
5. 단구증가증을 열거한다. (A)
6. 림프구증가증을 열거한다. (A)
7. 전염성단핵구증을 설명한다. (A)
8. 전염성단핵구증의 말초혈액 검사소견을 기술한다. (A)
9. 백혈구감소증을 정의한다. (A)
10. 호중구감소증을 정의한다. (B)
11. 선천성 과립구이상증에 대해 설명한다. (B)
12. 백혈병(leukemia)에 대해 아래 내용을 설명한다. (A)
    1) 정의 2) 원인 3) 분류
13. 연령에 따른 백혈병의 발생빈도를 설명한다. (B)
14. 비백혈병성백혈병(aleukemic leukemia)을 정의한다. (B)
15. 백혈병양반응(leukemoid reaction)을 정의하고 원인을 열거한다. (A)
16. 백혈병의 진행속도에 의한 분류한다. (B)
17. Blast crisis를 정의한다. (B)
18. Leukemic hiatus를 정의한다. (C)
19. 급성골수구성백혈병의 형태학적분류(FAB분류)를 설명한다. (A)
    1) M0 2) M1 3) M2 4) M3
    5) M4 6) M5 7) M6 8) M7
20. 급성림프구성백혈병의 형태학적분류(FAB분류)를 설명한다. (A)
    1) L1 2) L2 3) L3

20\. 백혈병의 WHO 분류를 설명한다. (B)

21. 면역학적표지에 이용되는 표지의 종류를 열거하다. (B)
22. 급성림프아구성백혈병의 면역학적 분류를 열거한다. (B)
    1) Null ALL 2) Common ALL 3) Pre-B ALL
    4) B-ALL 5) T-ALL
23. 만성골수성백혈병의 검사소견을 설명한다. (A)
    1) 말초혈액 검사 2) BM 검사
    3) LAP score 4) Chromosome 검사

24. Philadelphia염색체를 설명한다. (A)
25. 만성림프성백혈병의 검사종류 및 소견을 설명한다. (A)
    1) Morphology 2) BM소견 3) Coombs' test
26. 골수증식성질환을 정의한다. (A)
27. 골수증식성질환의 종류를 열거한다. (A)
28. 골수이형성질환을 정의한다. (B)
29. 골수이형성질환 종류를 열거한다. (B)
30. 다발성골수종을 정의한다. (A)
31. 다발성골수종을 진단하기 위한 검사소견을 설명한다. (A)
    1) 말초혈액 검사 2) BM 검사 3) 전기영동
    4) ESR 5) X-선 검사 6) 소변검사
    7) 생화학적 검사
32. 성인 T세포 백혈병에 대해 설명한다. (B)
33. 모발양 세포성 백혈병에 대해 설명한다. (A)
34. 전신성홍반낭창증을 설명한다. (A)
35. 악성림프종을 정의한다. (A)
36. 악성림프종의 종류를 열거한다. (A)
37. 호지킨병(Hogikin disease)을 진단하기 위한 이상세포를 설명한다. (A)
38. 선천성과립구의 이상질환을 열거한다. (B)
39. 조직구증가증(histiocytosis)을 설명한다. (B)
40. 저장병(Storage disease)을 설명한다. (B)
41. 만성육아종증(chronic granulomatous disease)을 정의한다. (A)
42. Waldenstrom's 고분자글로불린혈증을 정의한다. (B)

제11장 출혈성 질환(4시간)

학습목표

1. 출혈성 소인과 출혈성질환을 정의한다. (B)
2. 혈전형성 및 자반증을 나타내는 출혈성질환을 열거한다. (B)
3. 선천성. 후천성 혈관이상의 출혈성질환을 열거한다. (A)
4. 혈소판성 이상을 정의한다. (A)
    1) 혈소판 생성저하를 설명한다.
    2) 혈소판 파괴 항진을 설명한다.
    3) 혈소판 분포이상에 대하여 설명한다.

4) 골수증식에 의한 증가를 설명한다.
5) 만성감염증에 의한 증가를 설명한다.
6) 급성감염증의 회복기에 의한 증가를 설명한다.
7) 비장적출에 의한 증가를 설명한다.
8) 악성종양과 혈소판증가를 설명한다.
9) 약물에 의한 증가를 설명한다.
10) 철결핍성 빈혈에 의한 증가를 설명한다.

5. 본태성혈소판증가증(essential thrombocythemia)을 설명한다. (A)
6. 본태성혈소판증가증을 진단하기 위한 검사소견을 설명한다. (B)
   1) 말초혈액 검사　2) BM 검사
7. 혈소판 수의 감소증을 열거한다. (A)
8. 특발성혈소판감소성자반증(idiopathic thrombocytopenic purpura)의 검사소견을 설명한다. (A)
   1) 혈소판수　2) BM소견　3) 혈소판수명
9. 혈소판의 기능 장애질환을 열거한다. (A)
10. 선천성응고장애질환을 열거한다. (A)
11. 신생아 출혈성 질환에 대해 설명한다. (A)
12. 혈우병(hemophilia) 을 정의한다. (A)
13. 혈우병의 종류를 열거한다. (A)
14. 혈우병 A(classic hemophilia)의 진단을 위한 검사소견을 설명한다. (A)
   1) APTT 검사　2) 프로트롬빈소비시간　3) Factor Ⅷ assay
15. von Willebrand병의 검사소견을 설명한다. (A)
   1) 출혈시간　2) 혈소판점착능 검사　3) 혈소판응집능검사
16. 후천성혈액응고장애질환을 열거한다. (A)
17. 간 장애와 비타민 K의 관계를 설명한다. (B)
18. 범발성혈관내응고증(disseminated intravascular coagulation, DIC)을 정의한다. (A)
19. DIC의 발병 원인을 열거한다. (A)
20. DIC를 진단하기 위한 검사소견을 설명한다. (A)
   1) Platelet 수　2) PT　3) APTT
   4) Fibrinogen　5) Antithrombin Ⅲ　6) FDP
   7) D dimer
21. 치료를 위한 혈액응고인자의 성분을 설명한다. (B)
   1) 신선냉동혈장　2) 동결침전제제　3) 응고인자동결침전제제
22 혈관이상질환의 진단을 위한 검사소견을 설명한다. (A)
   1) BT　2) Capillary fragility test
23. 후천적 순환항응혈소의 종류를 열거한다. (B)

제2편 혈액학 실습(120시간)

학습목적

혈액질환의 분류 및 진단에 필요한 검사에 관련된 기초적인 지식과 검사법을 습득하도록 한다.

제1장 기본적 검사 기술(6시간)

학습목표

1. 혈액검사가 주로 혈액세포의 성분과 응고에 관해 다루게 됨을 설명한다. (A)
2. 일반적인 혈액검사는 수기법과 자동화기기법으로 실시 비교한다. (A)

제1절 임상혈액검사실의 안전수칙(1시간) (B)

1. 생물학적 위험의 안전수칙을 설명한다.
2. 화학적 위험의 안전수칙을 설명한다.
3. 전기적 위험의 안전수칙을 설명한다.
4. 기술적 위험의 안전수칙을 설명한다.
5. 화재위험의 안전수칙을 설명한다.
6. 초자기구 관리에 대해서 설명한다.

제2절 채 혈(3시간)

1. 화자정보 확인하기(인적 사항, 예약 등) (B)
2. 환자 상태 확인하기(공복, 약물 복용 유무) (B)
3. 검사명 확인하기 (B)
4. 검체 용기 준비하기(항응고제별) (A)
5. 환자 정보 기록하기 (B)
6. 환자의 채혈자세를 설명한다. (A)
7. 모세관천자 부위와 천자 위치점을 설명한다. (A)
8. 모세관천자기구를 설명한다. (A)
9. 천자 전에 피부가 건조되어야 하는 이유를 설명한다. (A)
10. 모세관천자시 조직액의 혼입을 최소화시키기 위한 방법을 설명한다. (A)

11. 모세관혈액과 정맥혈액에서 CBC검사 결과의 차이를 설명한다. (A)
12. 채혈과정에서 발생되는 용혈의 원인을 설명한다. (A)
13. 격리된 환자에 대한 채혈 시 주의사항을 설명한다. (B)
14. 정맥채혈에 사용되는 채혈기구의 종류를 열거한다. (A)
15. 정맥채혈이 가능한 부위를 설명한다. (A)
16. 정맥채혈과정을 설명한다. (A)
17. 보이지 않는 혈관을 찾는 방법을 설명한다. (B)
18. 주사침의 규격을 설명한다. (A)
19. 피부 소독액의 종류를 설명한다. (B)
20. 채혈부위에 혈종이 생길 수 있는 원인을 열거한다. (A)
21. 흔히 사용하는 진공채혈관의 마개색깔과 첨가물의 종류를 설명한다. (A)
22. 채혈기구에 의해서 전염되는 전염병의 종류와 전염을 방지하기 위한 방법을 설명한다. (B)
23. 채혈관에 혈액을 옮길 때 주의사항을 설명한다. (B)
24. 모세혈관 혈액 채취에 사용되는 기구를 설명한다. (B)
25. 연속 채혈 시 진공시험관의 사용 순서를 열거한다. (A)
26. 채혈 후의 지혈을 설명한다. (A)

제3절 항응고제(1시간)

1. 항응고제의 작용기전을 설명한다. (A)
2. EDTA 항응고제에 대해서 설명한다. (A)
3. Sodium citrate 항응고제에 대해서 설명한다. (A)
4. Sodium oxalate에 대해서 설명한다. (A)
5. Heparin sodium에 대해서 설명한다. (A)
6. Double oxalate에 대해서 설명한다. (A)
7. 탈섬유소 혈액 얻는 방법을 설명한다. (A)
8. 진공채혈관의 마개색깔에 따른 항응고제의 종류를 설명한다. (A)

제4절 혈액준비(1시간)

1. 항응고제처리 혈액이 필요한 혈액검사종목을 열거한다. (A)
2. 혈액도말표본 작성이 필요한 검사종목을 열거한다. (A)
3. 혈장이 필요한 검사종목을 열거한다. (A)
4. 혈청이 필요한 검사종목을 열거 한다. (A)
5. 혈구부유액의 조건을 설명한다. (B)
6. 림프구 분리를 위한 침강법을 설명한다. (B)
7. 습윤표본 작성 및 후층도말법을 설명한다. (B)

제2장 일반적인 혈액검사(32시간)

제1절 혈색소량 측정(4시간)

1. 혈색소의 기본구조와 기능을 설명한다. (A)
2. 혈색소의 비색측정법을 열거한다. (A)
3. 혈색소 1 gram과 결합할 수 있는 산소의 량 및 철의 양을 설명한다. (A)
4. Cyanmetheomglobin법의 원리를 설명한다. (A)
5. Drabkin시약의 성분을 설명한다. (A)
6. Drabkin시약 사용시 주의점을 설명한다. (A)
7. 혈색소 표준검량선 작성에 대해서 설명한다. (A)
8. 검체와 표준검체의 흡광도를 측정하여 혈색소 농도를 계산한다. (B)
9. 건강한 성인의 혈색소 참고치 범위를 설명한다. (A)
10. 혈색소량의 생리적인 변동을 설명한다. (A)
11. 자동혈구 측정기에서 사용하는 시약 종류를 열거한다. (C)
12. 희석혈액의 혼탁 원인을 설명한다. (A)
13. Shali-Hellige법의 측정 원리를 설명한다. (B)
14. 각 검사법의 주의점을 열거한다. (B)

제2절 적혈구용적(2시간)

1. 적혈구 용적(Hct 혹은 PCV)을 정의한다. (A)
2. 측정법의 원리와 종류를 설명한다. (A)
3. 측정방법을 설명한다. (A)
4. 검사방법의 주의점을 설명한다. (A)
5. Micro법과 Wintrobe법에서 각각의 상대원심력을 비교한다. (A)
6. 모세관의 종류를 설명한다. (A)
7. 고속원심침전기의 특징을 설명한다. (A)
8. 판독기의 사용법을 설명한다. (A)
9. 혈침관의 규격을 설명한다. (B)
10. 자동혈구계수기에 의한 적혈구용적을 구하는 계산법을 설명한다. (B)
11. 개인간이나 개인내의 생리적 변동을 설명한다. (A)
12. 건강한 성인의 참고치를 암기하도록 한다. (A)
13. 적혈구용적치가 증가 및 감소의 질환을 열거한다. (A)

제3절 혈구수 계산(8시간)

1. 혈액내 세포수를 나타내는 단위를 설명한다. (A)

2. 혈구계산판과 cover glass의 규격을 설명한다. (A)
3. 혈구희석피펫의 종류와 특징을 설명한다. (A)
4 각 혈구 희석액의 종류를 열거한다. (A)
5. 광학현미경의 사용법을 설명한다. (B)
6. 사용한 기구의 세척법을 설명한다. (A)
7. 계산실에 혈구가 안정을 위한 시간을 설명한다. (A)
8. 계산실에 희석혈액을 넣기 전 3~4방울을 버리는 이유를 설명한다. (A)
9. 혈구종류별로 계산에 사용되는 계산실의 면적과 용적을 설명한다. (A)
10. 혈구종류별로 계산을 위한 희석배율을 설명한다. (A)
11. 각 혈구들의 참고치 범위를 설명한다. (A)
12. 각 혈구들의 생리적 변동을 설명한다. (A)
13. 각 혈구들의 수가 증가 및 감소했을 때 관련된 질환을 열거한다. (A)
14. 혈소판계산을 위한 간접법의 원리를 설명한다. (A)
15. 위상차현미경을 사용하는 혈구계산법을 설명한다. (A)
16. 백혈구수 계산 시 유핵적혈구가 존재했을 때 수정법을 설명한다. (A)
17. 용수법으로 혈구수 측정 시 오차의 원인을 알아본다. (A)
18. Thorn test의 검사 목적과 원리를 설명한다. (A)
19. Fuchs-Rosenthal 계산판의 계산실 규격에 대해서 설명한다. (A)
20. 혈구계산 시 기술적인 원인을 열거한다. (A)

제4절 적혈구 항수계산(1시간)

1. 적혈구 지수 및 항수의 측정 목적을 설명한다. (A)
2. 적혈구 지수의 종류를 설명한다. (B)
3. 지수를 구하기 위한 공식과 검사종목을 설명한다. (B)
4. 지수 결과 값을 해석한다. (B)
5. 적혈구 항수의 종류를 설명한다. (A)
6. 항수를 구하기 위한 공식과 검사종목을 설명한다. (A)
7. 항수의 참고치 범위를 암기하도록 한다. (A)
8. 항수 결과 값에 의한 빈혈의 분류를 설명한다. (A)
9. 대소부동증을 알 수 있는 검사항목을 설명한다. (A)
   1) Price-Jones curve 2) RDW 3) 적혈구형태검사
10. 환자의 적혈구수, 혈색소량, 적혈구용적 값으로부터 실제 항수 값을 구해본다. (A)

제5절 적혈구 침강속도(3시간)

1. 적혈구침강속도의 측정원리를 설명한다. (A)
2. 적혈구침강속도의 진행과정을 설명한다. (A)

3. 침강속도에 영향을 주는 혈장성분의 변화를 설명한다. (A)
4. 적혈구수의 변화에 의한 침강속도의 영향을 설명한다. (A)
5. 수정 적혈구침강속도를 설명한다. (A)
6. 기술적인 촉진 영향인자를 열거한다. (A)
7. 기술적인 억제 영향인자를 설명한다. (A)
8. 방법에 따른 항응고제의 사용을 설명한다. (A)
   1) Westergran법 2) Wintrobe법
9. 방법에 따른 남녀 참고치 범위를 설명한다. (A)
   1) Westergran법 2) Wintrobe법
10. 빈혈환자의 ESR과 적혈구용적으로부터 실제 수정 ESR값을 구하도록 한다. (A)
11. 소아를 위한 ESR 측정방법을 설명한다. (B)
12. 자동 분석기를 이용한 ESR 측정원리를 설명한다. (A)

제6절 백혈구 감별계산(12시간)

1. 말초혈액에서 존재하는 백혈구의 종류를 설명한다. (A)
2. 정상 성인의 백혈구백분율을 설명한다. (A)
3. 백혈구감별계산의 목적을 설명한다. (A)
4. 연령에 의한 백분율의 변화를 설명한다. (A)
5. 각 종류의 백혈구 증가와 감소를 보이는 대표적인 질환을 설명한다. (A)
6. 혈액도말 방법의 종류를 열거한다. (A)
7. 각 도말방법의 장단점을 설명한다. (A)
8. 좋은 도말표본이 작성되기 위한 조건을 설명한다. (A)
9. 혈액의 일반염색 종류를 열거한다. (A)
10. Wright 염색액을 만들어 본다. (A)
11. Wright 염색액의 성분을 열거한다. (A)
12. Wright 염색과정을 설명한다. (A)
13. 염색시 주의점을 열거한다. (A)
14. 일반염색에서 사용하는 완충액의 pH를 설명한다. (A)
15. Giemsa 염색법에 대해서 설명한다. (A)
16. 저배율에서 경검해야 할 내용을 설명한다. (A)
17. 경검 부위의 선택조건을 설명한다. (A)
18. 고배율에서 경검해야 할 내용을 설명한다. (A)
19. 건강인의 혈액으로 백혈구 백분율을 구하도록 한다. (A)
20. 적혈구 형태 관찰을 하여 보고 하도록 한다. (A)
21. 혈소판 형태 관찰을 보고하도록 한다. (A)
22. 적혈구가 지나치게 빨갛게 염색될 수 있는 원인을 열거한다. (A)

23. 적혈구가 파랗게 염색될 수 있는 원인을 열거한다. (A)
24. 백혈구의 좌방이행과 우방이행에 대해서 설명한다. (A)
25. 비정상 적혈구와 백혈구 종류와 형태의 특징을 설명한다. (B)
26. 유핵적혈구가 존재할 시에 수정 백혈구수를 계산하고 보고토록 한다. (A)
27. 혈액도말표본상에서 혈소판수를 구하는 방법을 설명한다(1000배) (A)
28. 혈액도말표본상에서 백혈구수를 구하는 방법을 설명한다(200 혹은 400배). (A)
29. 너무 짧게 혈액도말표본이 만들어 졌을 때 도말 길이를 조절할 수 있는 방법을 설명한다. (A)

제7절 자동혈구 측정기(2시간)

1. 자동혈구계산기의 측정원리를 설명한다. (A)
2. 적혈구, 백혈구, 혈소판 histogram을 설명한다. (A)
3. 자동혈구계수기로 적혈구용적을 구하는 원리를 설명한다. (A)
4. 사용되고 있는 자동혈구계수기 종류를 열거한다. (B)
   1) Coulter instrument series
   2) Sysmex instrument series
   3) Cell-Dyn instrument series
   4) Technicon instrument series
5. 변화치검색(delta check)을 정의한다. (A)
6. 경고치검색(panic value)을 정의한다. (A)
7. 이상치(flag) 가 나타날 때 처리법을 설명한다. (A)
8. 자동혈구계산기의 주요 측정 항목을 열거한다. (A)
9. 자동혈구계산기의 주요 interference의 원인을 열거한다. (A)

제3장 특수 혈액검사(40시간)

학습목표

제1절 망상적혈구 계산(4시간)

1. 망상적혈구의 염색법을 설명한다. (A)
2. 망상적혈구 계산을 측정하는 목적을 설명한다. (A)
3. 초생체염색액의 종류를 나열한다. (A)
4. 습식법과 건식법을 비교 설명한다. (A)
5. 망상적혈구수 계산법을 설명한다. (A)
6. 수정 망상적혈구수 계산법을 설명한다. (B)
7. 망상적혈구생성지수를 설명한다. (A)

8. 건강한 성인의 망상적혈구 백분율을 암기시킨다. (A)
9. 망상적혈구의 절대수를 구해보도록 한다. (A)
10. 영구표본작성을 위한 복염색을 설명한다. (A)
11. 망상적혈구수의 증가, 감소질환을 열거한다. (A)
12. 검사의 의의를 설명한다. (A)
13. 자동 혈구분석기를 이용한 망상적혈구 계산을 설명한다. (A)

제2절 이상혈색소 검사(4시간)

1. 태아혈색소측정
   1) 알카리 변성시험의 원리를 설명한다. (A)
   2) 산용출 검사의 원리를 설명한다. (A)
   3) 측정 의의를 설명한다. (A)
2. 불안정혈색소
   1) 열변성시험에 대하여 설명할 수 있다. (B)
   2) Isopropanol 침전시험에 대하여 설명할 수 있다. (B)
   3) Heinz 소체 형성 시험에 대하여 설명할 수 있다. (B)
3. 혈색소 전기영동
   1) Cellulose acetate 전기영동법 원리를 설명한다. (A)
   2) Citrate agar gel 전기영동법 원리를 설명한다. (B)
4. 겸상 적혈구 검사
   1) Sodium metabisulfite법을 설명한다. (B)
   2) Dithionite 시험법을 설명한다. (B)
   3) Urea dithionite 시험관법을 설명한다. (B)

제3절 적혈구 효소 검사(2시간) (B)

1. 당분해에 관련된 효소의 종류를 열거한다.
2. Glucose-6-phosphate dehydregenase 작용을 설명한다.
3. Pyruvate kinase작용을 설명한다.
4. Glutathione reductase작용을 설명한다.
5. Ascobate-cyanide screening 검사원리를 설명한다.

제4절 혈관내 용혈항진 검사(2시간)

1. 혈장 혈색소의 측정 원리를 설명한다. (B)
2. 혈장 haptoglobin측정 원리를 설명한다. (B)
3. 혈색소뇨 측정 원리를 설명한다. (B)
4. Hemosiderin뇨증 측정 원리를 설명한다. (B)

5. 혈장 methemoglobin 측정 원리를 설명한다. (B)
6. 혈장 hemopexin 측정 원리를 설명한다. (B)

제5절 혈관외 용혈항진 검사(4시간)

1. 적혈구삼투압취약성 검사의 원리를 설명한다. (A)
2. 사용할 시약과 기구를 준비한다. (A)
3. 임상의의를 설명한다. (A)
4. 분석방법들을 열거한다. (B)
5. 분석방법에 따른 주의점을 설명한다. (A)
6. 용혈도 결과를 그래프 작성한다. (A)
7. 37℃ incubation법을 설명한다. (A)

제6절 특수염색(16시간)

1. 철적혈구 염색
   1) Prussian-blue 염색법의 원리를 설명한다. (A)
   2) 임상적 의의를 설명한다. (A)
   3) 저장철의 증가, 감소 질환을 열거한다. (A)
2. Peroxidase 염색법
   1) 임상적 의의를 설명한다. (A)
   2) 기질의 종류를 열거한다. (A)
   3) 염색법의 원리를 설명한다. (A)
   4) 양성혈구와 음성혈구 종류를 열거한다. (A)
3. Sudan black B 염색법
   1) 염색의 임상적 의의를 설명한다. (A)
   2) SBB 염색의 원리를 설명한다. (A)
   3) 양성과 음성 혈구를 열거한다. (A)
4. Alkaline phosphatase 염색법
   1) 임상적의의를 설명한다. (A)
   2) 염색의 원리를 설명한다. (A)
   3) 사용되는 기질의 종류를 열거한다. (A)
   4) Score를 구하는 방법을 설명한다. (A)
   5) Acid phosphatase염색 의의를 설명한다. (B)
5. Esterase 염색법
   1) 임상적 의의를 설명한다. (A)
   2) Esterase 종류를 열거한다. (A)
   3) 기질의 종류를 열거한다. (A)

4) NaF저해작용을 보이는 효소의 종류를 설명한다. (A)
5) 염색의 원리를 설명한다. (A)

6. Periodic acid Schiff(PAS) 염색
   1) 임상적 의의를 설명한다. (A)
   2) 반응 원리를 설명한다. (A)
   3) PAS의 양성 pattern을 설명한다. (A)
   4) PAS 양성 대조 혈구를 설명한다. (A)
7. Nitroblue tetrazolium(NBT) 염색
   1) 임상적 의의를 설명한다. (A)
   2) 염색 원리를 설명한다. (B)
   3) 양성세포의 수를 측정한다. (B)

제7절 PNH 질환 진단검사(3시간)

1. Sugar water 시험을 설명한다. (A)
2. 자당 용혈 시험을 설명한다. (A)
3. 산성화 혈청 용혈시험 측정 원리를 설명한다. (A)
4. 그 밖의 PNH진단 검사를 열거한다. (B)

제8절 PCH질환 진단 검사

1. Donath-Landsteiner 검사의 의의와 원리를 설명한다. (A)

제9절 SLE질환 진단검사(2시간)

1. LE세포형성시험을 위한 검체를 준비한다. (A)
2. 사용기구 및 장비를 준비한다. (B)
3. 임상적 의의를 설명한다. (A)
4. LE세포 형성원리를 설명한다. (A)
5. 직접법과 간접법을 설명한다. (B)
6. Tart cell과 rosette cell을 감별 할 수 있도록 한다. (A)
7. 위양성을 보이는 질환을 열거한다. (B)
8. 항핵항체 검출법의 원리를 설명한다. (B)

제4장 골수검사(4시간)

학습목표

제1절 골수검사(4시간)

1. 적골수와 황골수를 설명한다. (B)
2. 조혈 및 말초혈액으로 혈구의 방출과정을 설명한다. (B)
3. 연령에 따른 골수의 세포충실도 변화를 설명한다. (A)
4. 골수천자(흡인) 검사를 설명한다. (A)
5. 골수생검을 설명한다. (A)
6. 골수천자 대상질환을 열거한다. (A)
7. 골수천자 금기 질환을 열거한다. (A)
8. 연령에 따른 골수천자 및 생검 부위를 설명한다. (A)
9. 골수천자 검사에 필요한 기구 및 시약을 설명한다. (A)
10. 골수혈의 육안적 특징을 관찰한다. (A)
11. 골수혈과 말초혈액의 도말표본을 구별한다. (A)
12. 골수의 도말표본 작성법을 설명한다. (A)
    1) 박층도말
    2) 입자도말
    3) Touch print
13. 골수의 도말표본 염색법을 설명한다. (A)
    1) 일반 염색
    2) Cytochemical 염색
14. 골수생검 절편의 제작 및 염색법을 설명한다. (A)
15. 저배율(100~200배) 에서 판독해야 할 내용을 설명한다. (A)
16. 골수세포충실도(cellularity)를 정의한다. (A)
17. Cellularity가 증가 및 감소하는 대표적인 질환 2가지 이상을 열거한다. (A)
18. 세포형태관찰은 1000배 시야에서 골수편(marrow particle)이 있는 곳을 관찰한다. (B)
19. 골수세포의 분포는 500개의 세포를 감별 계산하여 각 세포의 백분비(%)를 보고한다. (A)
20. M:E ratio의 정의 및 정상비를 설명한다. (A)
21. 다음 용어를 설명한다. (A)
    1) Erythroid hyperplasia
    2) Myeloid hyperplasia
22. 그 밖의 골수를 이용한 검사종목을 열거한다. (B)

제5장 혈액응고계 및 섬유소용해계 검사(32시간)

학습목표

제1절 혈관기능검사(2시간)

1. 출혈시간(BT) 측정
    1) 출혈시간측정 사용기구를 준비한다. (A)
    2) 측정 방법들을 열거한다. (A)
    3) 측정 주의점을 설명한다. (A)
    4) 측정 의의를 설명한다. (A)
    5) Duke법과 Ivy법을 실험한다. (A)
2. 모세관 취약성 검사
    1) 분석기구를 준비한다. (A)
    2) 측정법을 설명한다. (A)
    3) 측정의의를 설명한다. (A)
    4) 출혈반 개수를 세어 판정한다. (B)

제2절 혈액응고계 검사(16시간)

1. 응고시간(CT) 측정 (B)
    1) 실험검체 및 기구를 준비한다.
    2) 측정방법들을 열거한다.
    3) 측정의의를 설명한다.
2. 프로트롬빈시간(PT) 측정
    1) 실험검체를 준비한다. (A)
    2) 실험기구 및 시약을 준비한다. (A)
    3) 측정 원리를 설명한다. (A)
    4) 측정 의의를 설명한다. (A)
    5) Quick-one stage법을 실험한다. (A)
    6) 결과를 보고 방법을 설명한다. (A)
    7) 참고치 범위를 해석한다. (A)
3. 활성 부분트롬보프라스틴시간(aPTT) 측정
    1) 실험검체를 준비한다. (A)
    2) 실험기구 및 시약을 준비한다. (A)
    3) 측정원리를 설명한다. (A)
    4) 측정의의을 설명한다. (A)

5) 참고치 범위를 해석한다. (A)
6) 응고시간이 연장되는 원인을 열거한다. (A)

4. 칼슘재가 응고시간 측정
   1) 측정의의를 설명한다. (B)
   2) 측정원리를 설명한다. (B)
5. 프로트롬빈 소비시험 측정
   1) 측정원리를 설명한다. (B)
   2) 측정의의를 설명한다. (B)
6. 트롬빈시간 측정
   1) 분석검체 준비한다. (A)
   2) 측정기구 및 시약 준비한다. (A)
   3) 측정방법 설명한다. (A)
   4) 측정의의를 설명한다. (A)
7. 피브리노겐 정량 검사
   1) 분석검체 준비한다. (A)
   2) 측정시약 및 기구를 준비한다. (A)
   3) 측정방법 설명한다. (A)
   4) 측정의의를 설명한다. (A)
8. 트롬보플라스틴 형성시험을 설명한다. (B)
9. Stypven시간 측정을 설명한다. (A)
10. Mixing test를 설명한다. (A)
11. Factor assay를 설명한다. (A)

제3절 혈소판 기능 검사(6시간)

1. 혈병수축능 검사
   1) 분석검체를 준비한다. (B)
   2) 분석기구를 준비한다. (B)
   3) 측정법을 설명한다. (B)
   4) 측정의의를 설명한다. (A)
2. 혈소판 점착능검사
   1) 분석검체를 준비한다. (B)
   2) 측정원리를 설명한다. (B)
   3) 측정방법을 설명한다. (B)
   4) 측정의의를 설명한다. (A)
3. 혈소판 응집능검사
   1) 분석검체를 준비한다. (A)

2) 혈소판응집촉진물질의 종류를 열거한다. (A)
3) 분석기구 및 장비를 준비한다. (A)
4) 측정방법을 설명한다. (A)
5) 측정의의를 설명한다. (A)
6) 그래프 결과를 해석한다. (A)

제4절 섬유소 용해계 검사(6시간)

1. 섬유소용해계 검사의 의의를 설명한다. (A)
2. 전혈응고 용해검사의 원리를 설명한다. (B)
3. Euglobulin 용해 검사에 대하여 설명한다. (B)
4. FDP의 측정에 대하여 설명한다. (A)
5. Protamin sulfate test에 대해 설명한다. (B)
6. Ethanol gelation test에 대해 설명한다. (B)
7. Staphylococcal clumping test에 대해 설명한다. (B)
8. D-dimer 검사를 설명한다. (A)

제5절 억제인자 검사(1시간)

1. 응고억제인자의 종류를 열거한다. (A)
2. Antithrombin Ⅲ 측정 원리를 설명한다. (A)
3. Protein C 검사의 원리를 설명한다. (A)
4. Protein S 검사의 원리를 설명한다. (A)
5. Lupus anticoagulant antibody 검사의 원리를 설명한다. (A)

제6절 자동응고 측정기(1시간)

1. 자동응고 측정원리를 설명한다. (A)
2. 자동응고측정기의 종류와 특성을 설명한다. (B)

제6장 체액 검사(1시간)

학습목표

1. 체액의 종류를 열거한다. (A)
2. 체액의 물리학적 검사를 설명한다. (B)
3. 체액의 생화학적 검사를 설명한다. (B)
4. 체액의 세균학적 검사를 설명한다. (B)
5. 체액내의 세포수 계산법을 설명한다. (A)
6. 체액 세포수를 산정한다. (A)
7. 체액 세포 염색에 대해서 설명한다. (A)
8. 체액 세포 감별에 대해서 설명한다. (A)
9. 현미경 관찰 및 세포를 감별한다. (A)

면역혈액학 및 수혈검사학(3학점)

차 례	단 원	강의시간
제1장	면역혈액학의 개요	4
제2장	헌혈	3
제3장	혈액형	8
제4장	수혈 검사	30
제5장	혈액성분 제제의 제조 및 이용	6
제6장	수혈	4
제7장	신생아 용혈성 질환	2
제8장	혈액은행의 정도관리	3
	합 계	60시간

학습목적

채혈, 혈액의 저장, 혈액형의 항원과 항체의 성상에 관련된 지식을 알아야 하고, 안전 수혈을 위한 검사와 헌혈혈액을 효율적으로 이용하기 위한 혈액성분제제 기술 등을 다룬다.

제1장 면역혈액학의 개요(4시간)

학습목표

1. 면역혈액학을 정의한다. (B)
2. 혈액은행의 업무 범위를 설명한다. (B)
3. 일반적인 용어를 정의한다. (A)

1) 응집원	2) 응집소	3) 용혈소
4) 보체	5) 감작	6) 흡수
7) 용혈	8) 용출 또는 해리	9) 흡착

10) 기왕반응　　　11) 자가항체　　　12) 면역항체
13) 자연항체

4. 면역글로불린의 종류를 설명한다. (A)
5. 면역글로불린의 기본구조를 인지한다. (A)
6. 면역글로불린의 기능을 열거한다. (A)
7. IgM항체의 성질을 설명한다. (A)
8. IgG항체의 성질을 설명한다. (A)
9. IgA 항체의 성질을 설명한다. (A)
10. 불완전항체에 대하여 설명한다. (A)
11. 불규칙항체에 대하여 설명한다. (A)
12. 반응증강제에 대하여 설명한다. (A)
13. 항글로불린검사에 대하여 설명한다. (A)
14. 항원. 항체의 반응에 관여하는 요인들을 설명한다. (A)
15. 혈액은행담당자의 안전수칙을 설명한다. (A)
16. 면역혈액학의 발전사를 설명한다. (B)
17. 혈액형의 발견자를 인지한다. (B)
18. 최초의 혈액형을 설명한다. (B)

제2장 헌혈(3시간)

학습목표

1. 헌혈자(공혈자)의 채혈금지 기준을 열거한다. (A)
2. 공혈자 혈액의 검사종목을 열거한다. (A)
3. 사용되는 항응고보존제의 종류를 설명한다. (A)
4. 항응고보존제 성분을 설명한다. (A)
5. 항응고보존액의 종류에 따른 유효기간을 설명한다. (A)
6. 혈액 100 mL에 사용되는 항응고보존액의 양을 설명한다. (A)
7. 헌혈 시 일어날 수 있는 부작용과 처치를 설명한다. (A)
8. 보존기간 동안 저장혈액의 변화사항을 열거한다. (B)
9. 만능 공혈자를 설명한다. (B)
10. 고역가의 만능 공혈자의 혈액 사용에 대하여 설명한다. (B)
11. 헌혈의 종류를 설명한다. (A)
12. 채혈백의 종류를 열거한다. (A)
13. 두 단위의 헌혈량을 설명한다. (B)

14. 채혈 후 헌혈자 관리에 대해서 설명한다. (A)
15. 혈액의 보존관리에 대해서 설명한다. (A)
16. 혈액저장 냉장고의 특징을 설명한다. (A)
17. 채혈백의 혈액형 표지 Label을 설명한다. (A)
18. 세균 오염 혈액의 육안적 관찰의 특징을 설명한다. (B)
19. 혈액수송 시 주의사항을 설명한다. (A)
20. 부적격혈액을 설명한다. (A)

제3장 혈액형(8시간)

학습목표

제1절 ABO 혈액형(3시간)

1. Landsteiner 법칙에 대해 설명한다. (B)
2. ABO식 혈액군의 표현형을 설명한다. (A)
3. ABO식 혈액군의 유전자형을 설명한다. (A)
4. A, B, H항원의 구조를 설명한다. (A)
5. A, B, H항원의 합성과정을 설명한다. (B)
6. 분비자와 비분비자를 설명한다. (A)
7. 우리나라의 ABO혈액형의 빈도를 나열한다. (A)
8. ABO항원 생성시기를 설명한다. (A)
9. A, B, AB형의 항원 수를 열거한다. (B)
10. 항-A와 항-B의 면역항체가 생성되는 원인을 설명한다. (A)
11. 다음 용어를 설명한다. (A) 삭제
    1) 전대현상, 후대현상 2) 부분응집
    3) 획득B형 4) 범 혈구응집
12. 적혈구의 A, B응집원의 종류를 인지한다. (B)
13. ABO 혈액형 항체의 종류를 인지한다. (A)
14. ABO 혈액형 항체의 출현 시기를 이해한다. (A)
15. 혈액형의 유전을 설명한다. (A)
16. A, B, H 항원을 결정하는 당을 인지한다. (B)
17. 혈구형 검사를 정의한다. (A)
18. 혈청형 검사를 정의한다. (A)

제2절 ABO 아형(1시간)

1. 아형을 정의한다. (A)
2. A형 아형의 종류를 설명한다. (A)
3. B형 아형의 종류를 설명한다. (A)
4. AB형 아형의 종류를 설명한다. (A)
5. 시스(cis) -AB형을 설명한다. (A)
6. 봄베이(bombay) 형을 설명한다. (A)
7. 키메라(Chimera)과 모자이크(Mosaic)을 비교 설명한다. (B)
8. 아형의 임상적 의의를 설명한다. (A)
9. Anti-A_1 렉틴(lectin)을 설명한다. (A)
10. Anti-H 렉틴(lectin)을 설명한다. (A)

제3절 Rh-Hr혈액형(2시간)

1. Rh 혈액형 발견에 대해 설명한다. (B)
2. Rh 혈액형의 유전을 설명한다. (A)
3. Rh 혈액군의 항원과 항체의 종류를 설명한다. (A)
4. Rh 양성과 음성을 설명한다. (A)
5. Rh 항체의 생성원인을 설명한다. (A)
6. 한국의 Rh 양성 및 음성(표현형) 빈도를 설명한다. (A)
7. Fisher-Race의 명명법을 설명한다. (B)
8. Wiener의 명명법을 설명한다. (B)
9. 국제수혈학회의 Rosenfield 명명법을 설명한다. (A)
10. 약D(D^u)을 정의한다. (A)
11. 약D 형의 생성원인을 설명한다. (A)
12. 약D type혈액을 환자에게 수혈 시 주의점을 설명한다. (A)
13. Rh(D) 양성 부모로부터 Rh(D) 음성자녀의 출생을 설명한다. (A)
14. 약D 환자에게 수혈해야 할 혈액형을 설명한다. (A)
15. Rh 혈액형의 아형 종류를 열거한다. (A)

제4절 기타 혈액형(1시간)

1. MN혈액형의 표현형과 유전자형을 설명한다. (A)
2. 항-M과 항-N의 특성을 설명한다. (B)
3. 항-S와 항-s의 특성을 설명한다. (A)
4. Lewis형의 종류를 열거한다. (A)
5. Lewis항체를 설명한다. (B)
6. Lutheran 식 혈액형을 설명한다. (B)

7. P형을 설명한다. (B)
8. I형을 설명한다. (B)
9. Kell(K)형을 설명한다. (A)
10. Duffy(Fy)형을 설명한다. (A)
11. Kidd(Jk)형을 설명한다. (A)
12. Diego형을 설명한다. (A)
13. Xg^a식 혈액형을 인지한다. (B)

제5절 백혈구항원 및 혈소판 항원(1시간)

1. HLA의 구조를 설명한다. (A)
2. HLA 유전자의 특징을 설명한다. (A)
3. HLA 검사의 의의성을 설명한다. (A)
4. HLA 항체에 의한 수혈부작용을 열거한다. (A)
5. 장기이식을 위한 HLA 검사를 설명한다. (A)
6. HLA typing을 위한 mixed lymphocyte culture법을 설명한다. (B)
7. Microlymphocytotoxicity test법을 설명한다. (B)
8. Ficoll-Hypaque용액의 비중을 인지한다. (A)
9. 친자감별을 위한 검사를 열거한다. (A)
10. 혈소판의 독자적인 항원을 열거한다. (B)
11. 혈소판의 항체를 설명한다. (A), B로 하기로 하였으나 검토요망
12. Stem Cell transplantation에 대하여 설명한다. (B)

제4장 수혈검사(30시간)

학습목표

제1절 황산동 적하 시험(1시간)

1. 헌혈자의 채혈과정을 설명한다. (A)
2. 헌혈자로부터 채혈을 실시한다. (A)
3. 황산동 원액을 준비한다. (A)
4. 황산동 적하법을 실시한다. (A)
5. 혈색소 값과 혈장단백질 농도를 구한다. (B)

제2절 혈구 부유액 조제 및 항혈청검정 시험(2시간)

1. 혈구 부유액의 조제법을 설명한다. (A)
2. 2~5% 혈구 부유액을 조제한다. (A)
3. 항혈청의 검정기준을 설명한다. (A)
   1) 항-A 2) 항-B 3) 항-Rh
4. 시판용 항-A 및 항-B의 역가와 화합력을 측정한다. (A)
5. 자동혈구세척기의 원리를 설명한다. (B)
6. 역가 측정 시 carry over effect를 설명한다. (C)
7. 혈구세척과정의 중요성을 설명한다. (A)

제3절 ABO 혈액형 검사(4시간)

1. ABO 혈구형 검사를 실시한다. (A)
2. ABO 혈청형 검사를 실시한다. (A)
3. 응집반응강도의 표현방법을 설명한다. (A)
4. ABO 불일치의 기술적인 원인을 열거한다. (A)
5. ABO 불일치의 혈구 측 원인을 열거한다. (A)
6. ABO 불일치의 혈청 측 원인을 열거한다. (A)
7. ABO 불일치의 해결 방안을 설명한다. (A)
8. Mixed field 응집을 확인하는 방법을 설명한다. (A)
9. 항-A 및 항-B혈청의 시약성분을 설명한다. (A)
10. 연전형성에 의한 응집을 푸는 방법을 설명한다. (A)
11. 슬라이드법에서 적절한 혈구 부유액의 농도를 설명한다. (A)
12. 시험관법에서 사용되어지는 적절한 혈구 부유액의 농도를 설명한다. (A)
13. 혈청이 검체로 좋은 이유를 설명한다. (A)
14. Column agglutination법을 설명한다. (A)
15. Microplate 법을 설명한다. (B)
16. 검체의 용혈을 방지할 수 있는 방법을 설명한다. (A)
17. 응집 유무를 확인하기 위한 판독시간을 설명한다. (A)
18. 신생아의 경우 혈구형 검사만 실시해야 하는 이유를 설명한다. (A)
19. Slide법과 Tube법의 장단점을 비교한다. (A)
20. Serofuge 사용 시 원침시간과 rpm을 설명한다. (A)
21. 혈구형 검사와 혈청형 검사를 병행해야 하는 이유를 설명한다. (A)

제4절 ABO 아형 검사(2시간)

1. 아형검사의 임상적 의의를 설명한다. (A)
2. Absorbed anti-A_1 혈청을 조제하고 검정한다. (B)

3. Anti-A, B혈청에 대해서 설명한다. (A)
4. 아형검사의 종류를 열거한다. (A)
5. 아형검사법의 원리를 설명한다. (A)
6. Anti-H에 강한 응집반응을 보이는 순으로 혈액형을 열거한다. (A)
7. 부분응집반응을 나타내는 혈액형을 설명한다. (A)

제5절 Rho(D)와 D^u혈액형검사(4시간)

1. Rh혈액형 검사법의 종류를 설명한다. (A)
2. Rh viewing box의 조절 온도를 설명한다. (A)
3. 상품화된 Rh 항혈청 종류를 열거한다. (B)
4. Slide test법으로 검사를 실시한다. (A)
5. Rapid tube test법으로 검사를 실시한다. (A)
6. Tube test법으로 검사를 실시한다. (A)
7. D^u test를 실시한다. (A)
8. Ig-G 감작 적혈구를 만들어 본다. (B)
9. 비 응집을 보인 시험관에 IgG 감작혈구를 가하는 이유를 설명한다. (A)
10. Alsever 용액과 modified Alsever 용액의 성분을 열거한다. (B)
11. 항글로불린을 첨가하기 전에 혈구를 3회 이상 세척해야 하는 이유를 설명한다. (A)
12. Rh 아형검사를 실시한다. (A)
13. 위양성과 위음성의 원인을 설명한다. (A)
14. Rh검사에서 대조액을 설명한다. (A)

제6절 기타 혈액형 검사(1시간)

1. MN형 검사를 설명한다. (B)
2. Ss형 검사를 설명한다. (B)

제7절 교차시험(4시간)

1. 교차시험의 원리를 설명한다. (A)
2. 교차시함의 목적을 설명한다. (A)
3. 주교차시험을 실시한다. (A)
4. 부교차시험을 실시한다. (B)
5. 부교차시험을 생략할 수 있는 이유를 설명한다. (A)
6. 주교차시험에서 응집을 일으키는 경우를 설명한다. (A)
7. 부교차시험에서 응집을 일으키는 경우를 설명한다. (A)
8. 저 이온강도의 식염수(LISS) 법에 대해서 설명한다. (A)
9. 효소법에 대해서 설명한다. (A)

10. Immediate spin법의 교차시험을 설명한다. (A)
11. 교차시험을 3단계까지 시행해야 하는 이유를 설명한다. (A)
12. 효소법에서 검출되는 부적합의 원인을 설명한다. (A)
13. 교차시험을 마친 검체의 보관에 대해서 설명한다. (A)
14. 자가대조 양성인 경우를 설명한다. (B)
15. Type and screen 검사를 설명한다. (A)
16. ABO 혈액형이 일치하지 않는 경우 수혈용 혈액의 선택에 대해서 설명한다. (A)
17. 최대혈액 신청량(MSBOS)에 대해 설명한다. (A)
18. 교차시험과 수혈비(C/T ratio)를 설명한다. (A)
19. 교차시험이 부적합할 경우 해결방안을 설명한다. (A)

제8절 항글로불린 검사(3시간)

1. 항글로불린 검사의 의의를 설명한다. (A)
2. 직접 항글로불린검사의 원리를 설명한다. (A)
3. 간접 항글로불린검사의 원리를 설명한다. (A)
4. 항글로불린 시약의 제조과정을 설명한다. (A)
5. 항글로불린 시약의 종류를 열거한다. (A)
6. 직접, 간접 항글로불린 검사를 실시한다. (A)
7. 직접 항글로불린 검사의 임상적 필요성을 설명한다. (A)
8. 간접 항글로불린 검사의 임상적 필요성을 설명한다. (A)
9. 위양성 및 위음성의 결과를 가져올 수 있는 원인을 설명한다. (A)
10. 항글로불린 첨가 전 혈구세척과정에서의 주의점을 설명한다. (A)
11. 감작 적혈구제조법 및 적용을 설명한다. (A)

제9절 불규칙항체 선별 및 동정 검사(4시간)

1. 규칙항체와 불규칙항체를 정의한다. (A)
2. 불규칙항체 검사의 의의를 설명한다. (A)
3. 시험관법으로 불규칙항체 선별검사를 실시한다. (A)
4. 불규칙항체의 동정검사를 실시한다. (A)
5. 시약적혈구으로 선택되는 혈구의 조건을 설명한다. (A)
6. 시약적혈구의 사용기간과 보관 방법을 설명한다. (A)
7. Dosage effect를 설명한다. (A)
8. 선별용 시약적혈구를 설명한다. (A)
9. 동정용 시약적혈구를 설명한다. (A)
10. 임상적으로 의의가 있는 불규칙항체의 종류를 열거한다. (A)
11. 동양인에서 특히 많이 나타나는 항체의 종류를 열거한다. (B)

12. Polyethylene glycol-항글로불린법을 설명한다. (A)
13. Polybrene-항글로불린법을 설명한다. (A)
14. Column 응집법으로 항체선별 및 동정검사를 설명한다. (A)
15. Column 응집법에서 반응강도 판독법을 설명한다. (A)
16. 복합 불규칙항체가 존재하는 경우 동정하는 방법을 설명한다. (A)
17. 자가항체의 존재에 의한 응집을 설명한다. (A)
18. 항원항체반응 증강제의 종류를 열거한다. (A)
19. 각 단계별로 응집반응의 강도를 해석한다. (B)
20. 한냉항체 존재에 의한 양성반응을 줄일 수 있는 방법을 설명한다. (A)
21. 항체선별검사와 교차시험 결과를 해석한다. (A)

제10절 동종응집소 역가 검사(2시간)

1. 동종응집소가의 측정 의의성을 설명한다. (A)
2. 항-A, 항-B의 역가 검사를 실시한다. (A)
3. Rho(D) 항체 역가 검사를 실시한다. (A)
4. 저역가(low titer) 기준을 설명한다. (A)
5. 고역가(high titer) 기준을 설명한다. (A)

제11절 한랭응집소 검사(1시간)

1. 임상적 의의성을 설명한다. (B)
2. 한랭응집소 검사의 원리를 설명한다. (B)
3. 한랭응집소의 역가를 측정한다. (B)

제12절 혈구부착 항체 용출 검사(1시간)

1. 항체용출검사의 의의성을 설명한다. (A)
2. 항체용출법의 종류를 설명한다. (B)
3. 항체용출법의 측정원리를 설명한다. (A)
4. 가열법에 의한 항체용출을 실시한다. (B)

제13절 혈액형분비 물질 검사(1시간)

1. 타액중의 혈액형 검사의 의의성을 설명한다. (A)
2. 타액중의 혈액형 검사를 실시한다. (B)

제5장 혈액성분제제의 제조 및 이용(6시간)

학습목표

1. 혈액성분제제의 종류를 열거한다. (A)
2. 혈액성분제제의 보존 및 유효기간을 설명한다. (A)
3. 사용되지 않은 혈액제제의 반납절차를 숙지시킨다. (A)
4. 각 혈액성분제제의 제조과정을 설명하다. (A)
   1) 적혈구 농축액
   2) 신선동결혈장
   3) 혈소판농축액
   4) 동결침전제제
   5) 백혈구제거혈액제제
   6) 동결적혈구
   7) 세척적혈구
   8) 동결해동적혈구
   9) 방사선조사가 필요한 혈액제제
5. 각 혈액성분제제의 적응증을 설명한다. (A)
6. 각 혈액성분제제의 보관방법 및 유효기간을 설명한다. (A)
7. 기타 혈장분획제제의 종류를 열거한다. (A)
8. Apheresis(성분채집술)을 정의한다. (A)
9. 혈액성분채집기 원리를 설명한다. (A)
10. 국내에서 사용되고 있는 cell separator의 종류를 열거한다. (C)
11. 다음 각각의 혈액성분채집술에 대해서 설명한다. (A)
    1) 혈소판채집술(plateletpheresis)
    2) 백혈구채집술(leukapheresis)
    3) 혈장채집술(plasmapheresis)
    4) 치료적 혈장교환술(plasma exchange)
    5) 말초혈액 조혈모세포채집술
12. 혈액성분요법의 장점을 열거한다. (A)
13. 혈액성분에 따른 비중을 설명한다. (A)
14. 신생아 교환수혈을 설명한다. (A)
15. 적혈구의 냉동저장의 임상적 이용법에 대해 설명한다. (B)
16. 이식편대숙주병의 예방법을 설명한다. (A)
17. 태반제대혈 조혈모세포이식의 장점을 설명한다. (A)
18. 합성혈액의 조성 및 사용범위를 설명한다. (B)

제6장 수혈(4시간)

학습목표

1. 혈액의 유통구조를 인지한다. (B)
2. 전국의 적십자 현황을 인지한다. (B)
3. 수혈의 목적을 설명한다. (A)
4. 수혈부작용을 정의한다. (A)
5. 수혈부작용의 종류를 열거한다. (A)
6. 용혈성 수혈부작용의 원인을 설명한다. (A)
7. 비용혈성 수혈부작용의 원인을 설명한다. (A)
8. 수혈로 전파될 수 있는 질환들을 열거한다. (A)
9. 자가수혈을 설명한다. (A)
10. 치료적 혈장교환법을 설명한다. (B)
11. 자가수혈을 정의한다. (A)
12. 자가수혈의 장점을 설명한다. (A)
13. 자가헌혈의 대상자 선별기준을 설명한다. (A)
14. 대량수혈을 정의한다. (A)
15. Dangerous universal donor를 설명한다. (A)
16. ABO 및 Rh 부적합혈액의 수혈에 대해서 설명한다. (A)
17. 절대로 수혈해서는 안 되는 혈액의 선택을 설명한다. (A)
18. 혈액의 입·출고업무를 설명한다. (A)
19. 신생아 수혈을 설명한다. (A)
20. 혈액관리법에 의거 수혈 부작용 조치에 대해 설명한다. (A)
21. 발열반응의 원인을 열거한다. (B)
22. 알레르기성 반응의 원인을 열거한다. (B)
23. 세균오염의 원인을 열거한다. (B)
24. 순환계과잉 부담현상의 정의를 말한다. (B)
25. 수혈 부작용이 의심될 때 검사단계를 설명한다. (A)
26. 지정수혈을 설명한다. (A)
27. 수혈에 의한 이식편대숙주병을 설명한다. (A)

제7장 신생아 용혈성 질환(2시간)

학습목표

1. 신생아 용혈성질환의 발생 원인을 설명한다. (A)
2. 모체에 대한 혈청학적 및 양수검사를 설명한다. (B)
3. 신생아 용혈성 질환의 주요 증상을 설명한다. (B)
4. 신생아의 교환수혈을 위한 교차시험을 설명한다. (A)
5. 교환수혈용 혈액의 선택기준을 설명한다. (A)
6. 교환수혈의 목적을 설명한다. (A)
7. ABO 및 Rh 신생아용혈성질환에서 Elution방법을 설명한다. (B)
8. Rho(D) 음성 산모에게 산전검사를 설명한다. (B)
9. Rho GAM의 작용을 설명한다. (A)
10. Rho GAM의 용법(dosage)을 이해한다. (B)

제8장 혈액은행의 정도관리(3시간)

학습목표

1. 혈액은행의 정도관리의 필요성을 설명한다. (A)
2. 혈액은행의 정도관리를 설명한다. (A)
    1) 혈액보관 냉장고
    2) 혈액보관 냉동고
    3) 항혈청 검정
    4) 혈액은행검사실에서 사용되는 기구 및 장비
3. 수혈 시에 고려되어야 할 내용을 설명한다. (A)
    1) 수혈의뢰서 확인
    2) 환자 검체 level 확인
    3) 공혈자 혈액형 확인
4. 공혈자 혈액의 인식번호를 확인한다. (A)
    1) 기록장부
    2) 채혈백
5. 검사결과를 기록대장과 채혈백에 기록한다. (A)
6. 요구되어진 혈액량과 보관된 혈액량을 확인한다. (B)
7. 실수를 예방하기 위한 체계적인 관리를 설명한다. (A)

8. 혈액은행 검사실에서 사용되는 기구를 설명한다. (A)
    1) 혈장 압출기(plasma extractor)
    2) Hemostat 혹은 clamp
    3) 전기인두(electronic sealer)
    4) Plastic bag
    5) Cell separator(pheresis)
    6) View box
    7) 혈소판 보존기(platelet agitator)
    8) 혈액전용 냉장고
    9) Auto cell washer

임상미생물학

차 례	단 원	강의시간	
		이론	실습
제1편	세균학 총론		
제1장	의학미생물학의 역사적 발전		
제2장	세균의 분류		
제3장	세균의 형태 및 미세구조		
제4장	세균의 영양 및 증식		
제5장	세균의 배양법		
제6장	세균의 대사		
제7장	세균의 유전학		
제8장	멸균과 소독		
제9장	항균요법		
제10장	감염과 방어기전		
제11장	병원감염관리		
제2편	임상세균학		
제1장	그람양성구균		
제2장	그람음성구균		
제3장	호기성 또는 통성혐기성 그람양성간균 (산소성 또는 조건무산소성 그람양성 막대균)		
제4장	장내세균과		
제5장	비브리오과		
제6장	Aeromonadaceae		
제7장	포도당비발효그람음성간균 (포도당비발효 그람음성 막대균)		
제8장	기타 그람음성간균(그람음성 막대균)		
제9장	혐시성세슈(무산소성균)		
제10장	만곡되거나 나선인 균군		
제11장	Mycoplasma, Chlamydia, Richettsia		

제12장	진단분자미생물학
제3편	임상세균학 실습
제1장	검체채취 및 수송
제2장	검체의 직접검사
제3장	임상검체별 미생물검사
제4장	병원균의 배양과 분리동정
제5장	항균제 감수성검사
제6장	정도관리
제4편	진균학
제1장	진균학 총론
제2장	진균학 각론
제3장	병원성 진균
제4장	진균의 배양과 동정실습
제5편	바이러스학
제1장	바이러스학 총론
제2장	외피비보유 DNA 바이러스
제3장	외피보유 DNA 바이러스
제4장	외피비보유 RNA 바이러스
제5장	외피보유 RNA 바이러스
제6장	간염바이러스
제7장	Slow viruses
제8장	종양바이러스
제9장	박테리오파아지
제10장	바이러스 실습
제6편	기생충학
제1장	기생충학 총론
제2장	윤충류
제3장	원충류
제4장	기생충학 실습
	합 계

제1편 세균학 총론

제1장 의학미생물학의 역사적 발전
제2장 세균의 분류
제3장 세균의 형태 및 미세구조
제4장 세균의 영양 및 증식
제5장 세균의 배양법
제6장 세균의 대사
제7장 세균의 유전학
제8장 멸균과 소독
제9장 항균요법
제10장 감염과 방어기전
제11장 병원감염관리

제1장 의학미생물학의 역사적 발전

학습목표

1. 생물의 발생과 진화를 설명한다. (B)
2. 옛 조상들의 전염병에 대한 다음의 학설들을 설명한다. (B)
   1) 신벌설 2) 독기(miasma) 설 3) 접촉 전염설
3. 자연발생설과 그 부정에 대하여 설명한다. (B)
4. 미생물학의 발전에 공헌한 다음 두 학자의 업적을 열거한다. (A)
   1) 루이 파스퇴르 2) 로버트 코호
5. Robert Koch의 4대 원칙을 설명한다. (A)

제2장 세균의 분류

학습목표

1. 종의 개념과 분류 형질을 설명한다. (B)
2. 미생물 분류의 근대적 동향을 설명한다. (B)
3. 세균의 분류법을 설명한다. (B)

4. 진핵세포와 원핵세포의 차이점을 3가지 이상 열거한다. (A)
5. 세균에 대한 다음 용어를 설명한다. (A)
   1) 생물형　　2) 혈청형　　3) 이명법

제3장 세균의 형태 및 미세구조

학습목표

1. 현미경의 종류와 사용목적에 대하여 설명한다. (A)
   (명시야, 형광, 암시야, 위상차현미경)
2. 명시야 현미경의 구조에 대하여 설명한다. (A)
3. 세균의 기본형태[구균(알균), 간균(막대균), 나선균 등]를 설명한다. (A)
4. 세균의 다음 미세구조와 기능을 설명한다. (A)
   1) 편모　　2) 섬모　　3) 아포
   4) 협막　　5) 세포질막　　6) 세포벽
5. 그람양성균과 그람 음성균의 차이점 (A)

제4장 세균의 영양 및 증식

학습목표

1. 세균의 성장(증식)에 필요한 영양물질을 설명한다. (A)
2. 세균의 성장(증식)환경을 설명한다. (A)
3. 세균의 성장(증식)곡선을 설명한다. (A)

제5장 세균의 배양법

학습목표

1. 검사재료의 채취, 보존 및 검체에 따른 배지선택에 대하여 설명한다. (A)
2. 세균의 기본 염색법을 설명한다(그람염색, 항산성염색). (A)
3. 세균의 특수 염색법을 설명한다(형광염색, 편모염색, 아포염색 등). (B)
4. 세균의 배양법에 대하여 설명한다. (A)

5. 세균의 생화학적 성상검사를 설명한다. (A)
6. 세균을 항원으로 한 기지의 항혈청과의 응집반응을 설명한다. (A)

제6장 세균의 대사

학습목표

1. 대사의 개요를 설명한다. (A)
2. 산화와 환원을 설명한다. (A)
3. 효소에 대하여 설명한다. (B)
4. 해당과정을 설명한다. (B)

제7장 세균의 유전학

학습목표

1. 염색체의 구조를 설명한다. (A)
2. 염색체의 유전정보 발현을 설명한다. (B)
3. 돌연변이(mutation)를 정의한다. (A)
4. 세균의 주된 변이를 열거한다. (B)
5. 플라스미드(plasmid)를 정의한다. (A)
6. 플라스미드(plasmid) 종류를 열거한다. (B)
7. 유전물질 전달과정(형질전환, 형질도입, 접합)을 설명한다. (A)

제8장 멸균과 소독

학습목표

1. 멸균과 소독을 정의한다(A)
2. 멸균의 종류를 열거한다. (A)
3. 기압(고압)증기멸균법에 대해 설명한다(A)
4. 소독제의 종류를 열거한다. (A)

제9장 항균요법

학습목표

1. 항균제 종류 및 작용기전을 설명한다(A)
2. 항균제 내성의 기전을 설명한다. (B)
3. 항균제에 대한 미생물 감수성검사를 설명한다. (A)
   1) 확산법(CLSI 추천법)
   2) 희석법
4. 항균제의 선택적 독성을 정의한다. (A)
5. 다음 용어를 정의한다.
   1) 최소억제농도(MIC) (A)
   2) 최소살균농도(MBC) (B)
   3) 저항성(resistance) (A)
   4) 중등도(intermediate) (B)
   5) 감수성(susceptibility) (A)
   6) 상승작용(synergism) (B)
   7) 길항작용(antagonism) (B)
   8) Breakpoint (A)

제10장 감염과 방어기전

학습목표

1. 병원소(Reservior)를 설명한다. (A)
2. 감염과 연관된 용어를 설명한다. (B)
   1) 병원체
   2) 이환율
   3) 유병률
3. 정상 균무리(상재세균)를 설명한다. (A)
4. 병원균의 침입과 증식성을 설명한다. (B)
5. 병원균의 생산하는 독소의 종류와 특성에 대하여 설명한다. (A)
6. 숙주의 방어기능을 설명한다. (B)
7. 감염양상을 설명한다. (B)

제11장 병원감염관리

학습목표

1. 병원감염과 지역사회 감염 정의한다. (A)
2. 병원감염의 주요 원인균을 열거한다. (A)
3. 병원감염의 주요 요인들을 열거한다. (B)
4. 병원감염관리 검사를 설명한다. (B)
   1) MRSA
   2) VRE
   3) 환경감시검사
5. 병원직원감염에 대해 설명한다. (B)
6. 감염성 폐기물의 분류와 관리에 관해 설명한다. (B)
7. 병원감염의 역학조사방법을 설명한다. (A)

제2편 임상세균학

제1장 그람양성구균

1. 포도상구균(포도알균, *Staphylococcus*)
2. 연쇄상구균 및 장구균(사슬알균과 장알균, *Streptococcus* and *Enterococcus*)

제2장 그람음성구균(그람음성알균)

1. *Neisseria* 및 *Moraxella catarrhalis*

제3장 호기성 또는 통성혐기성 그람양성간균(산소성 또는 조건무산소성 그람양성 막대균)

1. *Bacillus*
2. *Corynebacterium*
3. *Listeria* 및 *Erysipelothrix*
4. *Mycobacterium*
5. *Nocardia* 및 *Actinomyces*
6. *Lactobacillus*

제4장 장내세균과

1. *Escherichia*
2. *Edwardsiella*
3. *Salmonella*
4. *Shigella*
5. *Klebsiella*
6. *Enterobacter*
7. *Citrobacter*
8. *Serratia*
9. *Proteus*
10. *Morganella*
11. *Providencia*
12. *Yersinia*

13 *Plesiomonas*

제5장 비브리오과(*Vibrionaceae*)

1. *Vibrio*

제6장 *Aeromonadaceae*

1. *Aeromonas*

제7장 포도당비발효 그람음성 간균(포도당비발효 그람음성 막대균)

1. *Pseudomonas*
2. *Acinetobacter*
3. *Alcaligenes*
4. *Chryseobacterium*
5. *Stenotrophomonas*
6. *Shewanella*

제8장 기타 그람음성간균(그람음성 막대균)

[※영양요구성이 까다로운 호기성 또는 통성혐기성 그람음성간균(산소성 또는 조건무산소성 그람음성 막대균)]

1. *Haemophilus*
2. *Bordetella*
3. *Legionella*
4. *Brucella*

5. *Francisella* 6. *Gardnerella*
7. *Pasteurella* 8. *Eikenella*

제9장 혐기성세균(무산소성균)
1. *Peptococcus* 및 *Peptostreptococcus*
2. *Veillonella*
3. *Clostridium*
4. *Propionibacterium*
5. *Bacteroides*, *Prevotella*, *Porphyromonas* 및 *Fusobacterium*

제10장 만곡되거나 나선인 균 군
1. *Campylobacter*, *Helicobacter*, *Spirillum*
2. *Spirochetes*

제11장 *Mycoplasma*, *Chlamydia*, *Richettsia*
1. *Mycoplasma*
2. *Chlamydia*
3. *Rickettsia*

제12장 진단분자미생물학(Diagnostic molecular microbiology)

* 일반적인 성상의 정의 : 한 균 속이 공통적으로 가지고 있는
① 그람염색성 및 형태 ② 산소 요구성,
③ 배지선택 및 배양특성 ④ 중요한 생화학적 성상, 등
그 균 속의 분리 조건과 동정에 열쇠가 되는 성상

제1장 그람양성구균(그람양성알균)

1. 포도상구균(포도알균, *Staphylococcus*)

학습목표
1) 포도상구균(포도알균)의 일반적 성상을 열거하고 설명한다. (A)
2) 포도상구균(포도알균)의 균종을 3가지와 질병명 (A)
(*S. aureus*, *S. epidermidis*, *S. saprophyticus*)
3) 황색포도상구균(황색포도알균)의 주요 질병명을 설명한다. (A)

4) 황색포도상구균(황색포도알균)의 균체외 생성물질을 열거하고 설명한다. (B)
5) 황색포도상구균(황색포도알균)의 분리 동정법에 대하여 설명한다. (A)
6) 메티실린내성황색포도상구균(메티실린내성 황색포도알균, MRSA)의 정의 및 검사법을 설명한다. (A)
7) 포도상구균(포도알균)과 마이크로코쿠스의 동정상 차이점을 설명한다. (A)
8) 다음의 시험 원리 및 방법에 대하여 설명한다. (A)
   (1) Catalase 시험 (2) Coagulase 시험 (3) DNase 시험
   (4) MSA 시험 (5) Novobiocin 내성시험

2. 연쇄상구균 및 장구균(사슬알균 및 장알균, *Streptococcus* and *Entercoccus*)

학습목표

1) 사슬알균(연쇄상구균)의 일반적인 성상을 열거한다. (A)
2) 사슬알균(연쇄상구균) 균종 5가지 이상을 열거한다. (B)
3) *S. pyogenes* 의 감염에 의한 질병명을 열거한다. (A)
4) *S. pyogenes* 의 균체외 생성물질을 5가지 이상 열거한다. (B)
5) *S. pyogenes* 의 분리 동정법에 대하여 설명한다. (A)
6) *S. agalactiae* 의 감염에 의한 질병명을 열거한다. (A)
7) *S. agalactiae* 의 분리 동정법에 대하여 설명한다. (A)
8) *S. pneumoniae* 의 형태학적 특징과 병원성을 설명한다. (A)
9) *S. pneumoniae* 의 분리 동정법에 대하여 설명한다. (A)
10) 장알균(장구균)의 균종을 3가지 이상 열거한다. (B)
11) 장알균(장구균)과 VRE의 분리 동정법에 대하여 설명한다. (A)
12) 장알균과 사슬알균(장구균과 연쇄상구균)의 차이점을 설명한다. (A)
13) 다음의 시험 원리 및 방법에 대하여 설명한다. (A)
   (1) 용혈성 시험 (2) Bacitracin 감수성 시험
   (3) Optochin 감수성 시험 (4) CAMP 시험
   (5) Hippurate 가수분해 시험 (6) 담즙용해시험
   (7) 협막팽화시험 (8) Anti streptolysin O(ASO)
   (9) 6.5% NaCl 내성시험 (10) Bile esculin 시험
   (11) PYR 시험 (12) SF 배지의 발육시험
   (13) Erythrogenic toxin(Dick test)

제2장 그람음성구균(그람음성알균)

1. *Neisseria* 및 *Moraxella catarrhalis*

학습목표

1) *Neisseria*의 일반적인 성상을 열거한다. (A)
2) *N. gonorrhoeae*와 *N. meningitidis*의 병원성을 설명한다. (A)
3) *N. gonorrhoeae*의 분리 동정방법에 대하여 설명한다. (A)
4) *N. meningitidis*의 분리 동정방법에 대하여 설명한다. (A)
5) *Neisseria*와 *Moraxella catarrhalis*의 차이점을 설명한다. (B)
6) 임균과 수막염균의 선택배지를 두 가지 이상 열거하고 설명한다. (A)
7) 다음의 시험 원리 및 방법에 대하여 설명한다. (A)
   (1) Oxidase 시험
   (2) CTA 배지에서 탄수화물 분해시험
   (3) β-lactamase 시험

제3장 호기성 또는 통성혐기성 그람양성간균(산소성 또는 조건무산소성 그람양성막대균)

1. *Bacillus*

학습목표

1) *Bacillus*의 일반적인 성상을 열거하고 설명한다. (A)
2) *Bacillus*의 균종 3가지 이상을 열거한다. (B)
3) *Bacillus*의 아포염색법을 1가지 이상 열거하고 설명한다. (B)
4) *B. anthracis*의 병원성을 설명한다. (A)
5) *B. cereus 의* 병원성을 설명한다. (A)
6) *B. anthracis*의 분리 동정 방법에 대하여 설명한다. (A)

2. *Corynebacterium*

학습목표

1) *Corynebacterium*의 일반적 성상을 열거하고 설명한다. (A)
2) *Corynebacterium*의 균종 2가지 이상을 열거한다. (B)

3) *C. diphtheriae* 의 병원성을 설명한다. (A)
4) *C. diphtheriae* 의 분리 동정법에 대하여 설명한다. (A)
5) *C. diphtheriae* 의 이염색과립(이염소체) 염색법에 대하여 설명한다. (A)
6) *C. diphtheriae* 의 독소생성시험(Elek)법을 설명한다. (B)

3. *Listeria* 및 *Erysipelothrix*

학습목표

1) *Listeria* 의 일반적 성상을 열거하고 설명한다. (A)
2) *Erysipelothrix* 의 일반적 성상을 열거하고 설명한다. (A)
3) *Listeria*의 병원성에 대해서 설명한다. (B)
4) *Erysipelothrix* 의 병원성에 대해서 설명한다. (B)
5) *Listeria*와 *Erysipelothrix* 의 생화학적 차이점을 설명한다. (B)
6) *Listeria*와 *β-Streptococcus* 와의 동정상 차이점을 설명한다. (A)
7) *L. monocytogenes* 분리 동정법에 대하여 설명한다(A)

4. *Mycobacterium*

학습목표

1) *Mycobacterium* 의 일반적인 성상을 열거하고 설명한다. (A)
2) *Mycobacterium* 의 주요 균종 3가지 이상을 열거한다. (B)
3) *Mycobacterium* 의 병원성을 설명한다. (B)
4) *Mycobacterium* 의 세포벽과 다른 그람양성세균과의 구조적 차이를 설명한다. (A)
5) *Mycobacterium tuberculosis* 및 *M. bovis* 의 분리 동정법에 대하여 설명한다. (A)
6) *Mycobacterium tuberculosis complex* 균종에 대하여 설명한다. (B)
7) *Mycobacterium avium complex*(MAC) 균종에 대하여 설명한다. (B)
8) 결핵균 이외의 Mycobacterium(nontuberculosis mycobacteria, NTM)의 Runyon group을 열거하고 설명한다. (B)
9) *M. leprae*의 일반적인 성상을 열거한다. (B)
10) 아래의 시험 원리 및 방법에 대하여 설명한다.
    (1) 결핵균 검출을 위한 전처리를 설명한다. (A)
    (2) 균삭형성(Cord 형성)시험 (A)
    (3) Niacin 시험 (A)
    (4) T_2H 증식억제시험 (B)
    (5) BCG 접종 (B)
    (6) Neutral red 시험 (B)

(7) Tuberculin 반응 시험 (B)
(8) 분자생물학적 검출법 (B)

5. *Nocardia* 및 *Actinomyces*

학습목표
1) *Actinomyces* 및 *Nocardia*의 일반적 성상을 열거하고 설명한다. (A)
2) *Nocardia*의 형태학적 특성을 설명한다. (A)
3) *Nocardia*의 병원성을 열거한다. (B)
4) *Nocardia*와 *Actinomyces*의 감별점을 설명한다. (B)

6. *Lactobacillus*

학습목표
1) *Lactobacillus*의 일반적인 성상을 열거한다. (A)

제4장 장내세균과

1. *Escherichia*

학습목표
1) 장내세균의 정의와 일반적 성상 및 특징 (A)
2) *E. coli* 의 일반적 성상 및 분리 동정법에 대하여 설명한다. (A)
3) *E. coli* O157:H7의 분리 동정법에 대하여 설명한다. (A)
4) 병원성대장균의 종류와 감염을 설명한다. (B)
(1) EPEC (2) ETEC
(3) EIEC (4) EHEC(STEC)

2. *Edwardsiella*

학습목표
1) *Edwardsiella*의 일반적인 성상을 설명한다. (B)
2) *Edwardsiella*의 분리 동정법에 대하여 설명한다. (B)

3. *Salmonella*

학습목표

1) *Salmonella*의 일반적인 성상을 설명한다. (A)
2) *Salmonella*에 의한 질병명을 3가지 이상 열거한다. (B)
3) *Salmonella*의 주요 균종을 열거하고 특성을 설명한다. (A)
   (1) *S. Typhi* (2) *S. paratyphi A* (3) *S. cholerae-suis*
4) S. Typhi의 분리 동정법에 대하여 설명한다. (A)
5) *Salmonella*의 증균배지 2가지 이상을 열거하고 사용법을 설명한다. (A)
6) *Salmonella*의 선택배지 3가지 이상을 열거하고 집락 특성을 설명한다. (A)
7) *Salmonella*의 혈청학적 동정법에 대하여 설명한다. (A)
8) *Salmonella*성 식중독의 원인균을 열거한다. (A)

4. *Shigella*

학습목표

1) *Shigella*의 일반적인 성상 5가지 이상을 열거한다. (A)
2) *Shigella*에 속하는 균종 4가지를 열거하고 생화학적 차이점을 설명한다. (A)
3) *Shigella* 병원성을 설명한다. (B)
4) *Shigella*의 분리 동정 방법에 대하여 설명한다. (A)
5) *Shigella*의 선택배지 2가지 이상을 열거하고 집락 특성을 설명한다. (A)
6) *Shigella*의 혈청학적 동정법에 대하여 설명한다. (A)

5. *Klebsiella*

학습목표

1) *Klebsiella*의 일반적인 성상을 열거한다. (A)
2) *K. pneumoniae*의 병원성에 관하여 설명한다. (B)
3) *K. pneumoniae*의 분리 동정 방법에 대하여 설명한다. (A)
4) *K. pneumoniae*와 *K. oxytoca*의 생화학적 감별점을 설명한다. (A)
5) *Klebsiella*와 *Enterobacter*의 감별점을 설명한다. (A)

6. *Enterobacter*

학습목표

1) *Enterobacter*의 일반적인 성상을 열거한다. (A)
2) *Enterobacter*속의 주요 균종 2가지 이상을 열거하고 그 생화학적 감별점을 설명한다. (B)

7. *Citrobacter*

학습목표

1) *Citrobacter*의 일반적인 성상을 설명한다. (A)
2) *C. freundii*의 분리 동정법에 대하여 설명한다. (A)
3) *Citrobacter*와 *Salmonella*의 생화학적 감별점을 설명한다. (A)

8. *Serratia*

학습목표

1) *Serratia*의 일반적인 성상을 열거한다. (A)
2) *S. marcescens*의 분리 동정법에 대하여 설명한다. (A)

9. *Proteus*

학습목표

1) *Proteus*의 일반적인 성상을 열거한다. (A)
2) *Proteus* 감염에 의한 질병명을 열거한다. (B)
3) *P. vulgaris*와 *P. mirabilis*의 분리 동정법을 설명한다. (A)
4) *P. vulgaris*와 *P. mirabilis*의 다음 감별점에 대하여 설명한다. (A)
   (1) TSI
   (2) Indole 생성능
   (3) Ornithine decarboxylase 시험
5) *Proteus*의 유주현상을 억제하는 방법을 설명한다(A)

10. *Morganella*

학습목표

1) *Morganella*의 일반적인 성상을 열거한다. (A)

11. *Providencia*

학습목표

1) *Providencia*의 일반적인 성상을 열거한다. (A)
2) *Proteus*, *Morganlla*, *Providencia*의 다음 시험에 대한 감별점을 설명한다. (A)
   (1) TSI (2) Urease (3) PAD
   (4) Indole (5) ODC

12. *Yersinia*

학습목표

1) *Yersinia*의 일반적인 성상을 열거한다. (A)
2) *Yersinia*감염에 의한 질병명을 열거한다. (B)
3) *Yersinia*속의 주요 균종을 2가지 이상 열거한다. (A)
4) *Yersinia enterocolitica*의 분리 동정법에 대하여 설명한다. (A)

제5장 비브리오과(*Vibrionaceae*)

1. *Vibrio*

학습목표

1) *Vibrio*의 일반적인 성상을 열거한다. (A)
2) *V. cholerae*의 병원성에 관하여 설명한다. (A)
3) *V. parahaemolyticus*의 병원성에 관하여 설명한다. (A)
4) *V. vulnificus*의 병원성에 관하여 설명한다. (A)
5) *V. cholerae*의 분리 동정법에 대하여 설명한다. (A)
6) *V. cholerae*의 증균배지 및 선택배지를 열거하고 설명한다. (A)
7) *V. parahaemolyticus*의 분리 동정법에 대하여 설명한다. (A)
8) *V. vulnificus*의 분리 동정법에 대하여 설명한다. (A)
9) *V. cholerae*의 혈청학적 시험방법을 설명한다. (A)
10) *V. alginolyticus*의 분리 동정법에 대하여 설명한다. (B)
11) *V. parahaemolyticus*와 *V. vulnificus*의 생화학적 차이점을 설명한다(B) .

제6장 에어로모나스과(*Aeromonadaceae*)

1. *Aeromonas*

학습목표

1) *Aeromonas*의 일반적인 성상을 열거한다. (A)
2) *Aeromonas*의 병원성을 3가지 이상 열거한다. (B)
3) *Aeromonas hydrophila*의 분리 동정법에 대하여 설명한다 (A)
4) *Aeromonas*와 장내세균과 균 속인 *Plesiomonas*의 감별점에 관하여 설명한다. (A)

제7장 포도당비발효 그람음성간균(포도당비발효 그람음성막대균)

1. *Pseudomonas*

학습목표

1) *Pseudomonas*의 일반적인 성상을 열거한다. (A)
2) *P. aeruginosa*감염에 의한 질병명을 열거한다. (B)
3) *Pseudomonas*에 속하는 주요 균종을 2가지 이상 열거한다. (B)
4) *P. aeruginosa*의 분리 동정법에 대하여 설명한다. (A)
5) *Pseudomonas*가 생성하는 다음의 색소 시험법에 대하여 설명한다. (A)
   1) *pyocyanin* 2) *fluorescein*
6) *Pseudomonas*와 장내세균과의 생화학적 감별점을 설명한다. (A)

2. *Acinetobacter*

학습목표

1) *Acinetobacter*의 일반적인 성상을 열거한다. (A)
2) *Acnetobacter*감염에 의한 질병명을 열거한다. (B)

3. *Alcaligenes*

학습목표

1) *Alcaligenes*의 일반적인 성상을 열거한다. (A)
2) *Alcaligenes*감염에 의한 질병명을 열거한다. (B)

3) *Alcaligenes*의 분리 동정법에 대하여 설명한다. (B)
4) *Alcaligenes*와 장내세균과의 균 속과의 감별점을 설명한다. (B)

4. *Shewanella*

학습목표
1) *Shewanella*의 일반적인 성상을 열거한다. (B)

5. *Chryseomonas*

학습목표
1) *Chryseomonas*의 일반적 성상을 설명한다. (B)
2) *Chryseomonas meningosepticum*의 병원성에 관하여 설명한다. (B)
3) *Chryseomonas meningosepticum*의 분리 동정법에 대하여 설명한다. (B)

6. *Stenotrophomonas*

학습목표
1) *Stenotrophomonas*의 일반적인 성상을 열거한다. (A)

7. *Burkholderia*

학습목표
1) *Burkholderia*의 일반적인 성상을 열거한다. (A)
2) *Burkholderia*에 속하는 균종 3가지를 열거하고 병원성에 관하여 설명한다. (B)

제8장 기타 그람음성간균(그람음 성막대균)

[※ 영양요구성이 까다로운 호기성 또는 통성혐기성 그람음성간균(산소성 또는 조건무산소성 그람음성 막대균]

1. *Haemophilus*

학습목표
1) *Haemophilus*의 일반적인 성상을 열거한다. (A)

2) *H. influenzae*의 분리 동정법에 대하여 설명한다. (A)
3) *H. influenzae*의 병원성을 3가지 이상 열거한다. (B)
4) *H. ducreyi*의 분리 동정법에 대하여 설명한다. (B)
5) *H. ducreyi*의 병원성에 관하여 설명한다. (B)
6) X와 V factor 요구성 시험에 관하여 설명한다. (A)
7) Porphyrin시험에 관하여 설명한다. (B)
8) *H. influenzae*의 생물형 시험을 설명한다. (B)

2. *Bordetella*

학습목표

1) *Bordetella*의 일반적인 성상을 열거한다. (A)
2) *Bordetella*속의 주요 균종 3가지 이상을 열거한다. (B)
3) *B. pertussis*의 병원성에 관하여 설명한다. (A)
4) *B. pertussis*의 선택배지를 열거하고 설명한다. (A)
5) *B. pertussis*의 분리 동정법에 대하여 설명한다. (B)

3. *Legionella*

학습목표

1) *Legionella*의 일반적인 성상을 열거한다. (A)
2) *L. pneumophila*의 병원성에 관하여 설명한다. (A)
3) *L. pneumophila*의 선택배지를 열거하고 설명한다. (A)
4) *L. pneumophila*의 분리 동정법에 대하여 설명한다. (A)

4. *Brucella*

학습목표

1) *Brucella*의 일반적인 성상을 열거한다. (A)
2) *B. melitensis*의 병원성에 관하여 설명한다. (A)
3) *B. melitensis*의 선택배지를 열거하고 설명한다. (A)
4) *B. melitensis*의 분리 동정법에 대하여 설명한다. (B)

5. *Francisella*

학습목표

1) *Francisella*의 일반적인 성상을 열거한다. (B)

2) *F. tularensis*의 병원성에 관하여 설명한다. (A)
3) *F. tularensis*의 선택배지를 열거하고 설명한다. (B)
4) *F. tularensis*의 분리 동정법에 대하여 설명한다. (B)

6. *Gardnerella*

학습목표
1) *Gardnerella* 일반적인 성상을 열거한다. (A)
2) *Gardnerella*의 병원성에 관하여 설명한다. (B)
3) *G. vaginalis*의 분리 동정법에 대하여 설명한다. (B)

7. *Pasteurella*

학습목표
1) *Pasteurella*의 일반적인 성상을 열거한다. (A)
2) *P. multocida*의 병원성에 관하여 설명한다. (B)
3) *P. multocida*의 분리 동정법에 대하여 설명한다. (B)

8. *Eikenella*

학습목표
1) *Eikenella*의 일반적인 성상을 열거한다. (A)
2) *E. corrodens*의 병원성을 3가지 이상 열거한다. (B)

제9장 무산소성 세균(세균혐기성 세균)

학습목표
1) 무산소성 세균(세균혐기성 세균)의 정의와 일반적 성상 (A)

1. *Peptococcus* 및 *Peptostreptococcus*

학습목표
1) *Peptococcus*의 일반적인 성상을 열거한다. (B)
2) *Peptostreptococcus*의 일반적인 성상을 열거한다. (A)
3) *Peptococcus*와 *Peptostreptococcus*의 생화학적 감별점을 설명한다. (B)

2. *Veillonella*

학습목표

1) *Veillonella*의 일반적인 성상을 열거한다. (A)
2) *Veillonella*의 생화학적 감별점을 설명한다. (B)

3. *Clostridium*

학습목표

1) *Clostridium*의 일반적인 성상을 열거한다. (A)
2) *Clostridium*에 속하는 주요 균종 4가지를 열거한다. (A)
3) *Clostridium* 감염에 의한 질병명을 열거한다. (B)
4) *C. perfringens*의 분리 동정법을 설명한다. (A)
5) *C. botulinum*의 분리 동정법을 설명한다. (B)
6) *C. tetani*의 분리 동정법을 설명한다. (B)
7) *C. difficile*의 분리 동정법을 설명한다. (A)

4. *Propionibacterium*

학습목표

1) *Propionibacterium*의 일반적인 성상을 열거한다. (A)

5. *Bacteroides*, *Prvotella*, *Porphyromonas* 및 *Fusobacterium*

학습목표

1) *Bacteroides*의 일반적인 성상을 열거한다. (A)
2) *Bacteroides*감염에 의한 질병명을 열거한다. (B)
3) *Fusobacterium*의 일반적인 성상을 열거한다. (A)
4) *Fusobacterium*감염에 의한 질병명을 열거한다. (B)
5) *B. fragillis*의 분리 동정법을 설명한다. (A)
6) *Prevotella melaninogenica*의 분리 동정법을 설명한다. (A)
7) *Porphyromonas*의 일반적 성상을 열거한다(A)

제10장 만곡되거나 나선인 균군

1. *Campylobacter, Helicobacter, Spirillum*

학습목표

1) *Campylobacter*의 일반적인 성상을 열거한다. (A)
2) *Campylobacter jejuni*의 분리 동정법에 대하여 설명한다. (A)
3) *Campylobacter fetus*의 분리 동정법에 대하여 설명한다. (B)
4) *Campylobacter*감염에 의한 질병명을 열거한다. (B)
5) *Campylobacter*, *Helicobacter* and *Spirillum*의 형태학적 특징을 설명한다. (A)
6) *Helicobacter pylori*의 분리 동정법에 대하여 설명한다. (A)
7) *Helicobacter*의 일반적인 성상을 열거한다. (A)
8) *Helicobacter*감염에 의한 질병명을 열거한다. (B)
9) *Spirillum*의 일반적인 성상을 열거한다. (B)
10) *Spirillum minor* 감염에 의한 질병명을 열거한다. (B)

2. *Spirochetes*

학습목표

1) *Treponema*의 형태학적 특징을 설명한다. (A)
2) *T. pallidum*의 병원성을 설명한다. (B)
3) *T. pallidum*의 감염시기별 진단법을 설명한다. (A)
4) *Borrelia*의 형태학적 특징을 설명한다. (A)
5) *Borellia*감염에 의한 질병명을 열거한다. (B)
6) *Leptospira*의 형태학적 특징을 설명한다. (A)
7) *Leptospira*감염에 의한 질병명을 열거한다. (B)
8) *Leptospira*의 분리 동정법을 설명한다. (A)

제11장 *Mycoplasma, Chlamydia, Rickettsia*

1. *Mycoplasma*

학습목표

1) *Mycoplasma*의 일반적인 성상을 열거한다. (A)

2) *Mycoplasma pneumoniae*의 병원성에 대해서 설명한다. (A)
3) *Mycoplasma pneumoniae*의 선택배지를 열거하고 설명한다. (A)
4) *Mycoplasma pneumoniae*의 분리 동정법에 대하여 설명한다. (B)
5) *Ureaplasma urealyticum*의 병원성에 대하여 설명한다. (B)
6) *Mycoplasma hominis*의 병원성에 대하여 설명한다. (B)

2. *Chlamydia*

학습목표

1) *Chlamydia*의 일반적인 성상을 열거한다. (A)
2) *Chlamydia*의 병원성 3가지 이상을 열거한다. (A)
3) *Chlamydia trachomatis*의 세균학적 진단법에 대하여 설명한다. (B)

3. *Rickettsia*

학습목표

1) *Rickettsia*의 일반적인 성상을 열거한다. (A)
2) *Rickettsia*의 균종 2가지 이상을 열거한다. (A)
(*R. prowazekii*, *R. typhi*)
3) *Rickettsia*의 감염에 의한 질병을 열거한다. (A)
4) *Rickettsia* 종에 따른 매개곤충 3가지 이상을 열거한다. (A)
5) Orienta tsutsuamushi의 매개곤충을 열거한다. (A)

제12장 진단분자 미생물학

학습목표

1) PCR과 DNA probe법의 정의와 차이점 (A)
2) Plasmid analysis를 설명한다. (B)
3) Pulsed-field gel electrophoresis(PFGE)에 관하여 설명한다. (B)
4) PCR 법의 종류를 열거하고 설명한다. (A)

제3편 임상세균학 실습

제1장 검체채취 및 수송

1. 검체 채취
2. 검체의 수송
3. 검체의 보관

제2장 검체의 직접검사

1. 현미경 조작
2. 염색법

제3장 임상검체별 미생물검사

1. 인후배양
2. 객담배양
3. 요배양
4. 비뇨생식기 검체배양
5. 혈액배양
6. 척수액배양
7. 창상감염 및 농양배양
8. 장내세균의 배양
9. 혐기성 세균의 배양

제4장 병원균의 배양과 분리동정

1. 배지
2. 분리배양
3. 동정에 이용되는 생물화학적 성상
4. 각종 병원성 세균의 동정시험

제5장 항균제 감수성검사

1. 디스크확산법
2. 희석법

제6장 정도관리

제1장 검체채취 및 수송

1. 검체 채취

학습목표

1) 다음 검체의 채취법에 관하여 설명한다. (A)
   (1) 혈액 (2) 요 (3) 객담
   (4) 척수액 (5) 창상분비물 (6) 소화기검체
   (7) 무산소성(혐기성)세균 배양을 위한 검체채취

2. 검체의 수송

학습목표

1) 수송배지의 종류를 2가지 이상 열거한다. (A)
2) 검체수송 시의 주의사항에 대하여 설명한다. (A)

3. 검체의 보관

학습목표

1) 요 배양을 위한 보관 장소와 온도 및 그 이유를 설명한다. (A)
2) 생식기 검체의 보관 장소 및 온도와 그 이유를 설명한다. (A)
3) 척수액을 즉시 배양하지 못할 경우 보관 장소 및 온도와 그 이유를 설명한다. (A)

제2장 검체의 직접검사

1. 현미경 조작

학습목표

1) 명시야 현미경의 중요 부분의 명칭과 기능을 설명한다. (A)
2) 명시야 현미경의 사용법을 설명한다. (A)
3) 명시야 현미경을 사용하여 미생물을 관찰한다. (A)

2. 염색법의 종류를 열거한다.

학습목표
1) 그람염색 시약의 종류를 열거한다. (A)
2) 그람염색을 실시하고 미생물의 형태를 관찰한다. (A)
3) 항산성 염색 시약(Ziehl-Neelsen법)을 열거한다. (A)
4) 항산성염색(형광염색법)을 실시하고 항산성균을 관찰한다. (A)
5) 그람염색과 항산성 염색의 보고방법을 설명한다(A)
6) 아포염색을 실시하고 미생물의 형태를 관찰한다. (B)
7) 편모염색을 실시하고 미생물의 형태를 관찰한다. (B)
8) 음화염색을 실시하고 미생물의 형태를 관찰한다. (A)
9) 협막염색을 실시하고 미생물의 형태를 관찰한다. (B)

제3장 임상검체별 미생물검사

1. 목구멍(인후) 배양

학습목표
1) 목구멍(인후) 정상 균무리을 3가지 이상 열거한다. (A)
2) 목구멍(인후) 배양에서 잘 분리되는 병원성 세균 2가지 이상을 열거한다. (A)
3) 목구멍(인후) 배양에 필요한 배지를 1가지 이상 열거한다. (A)
4) 목구멍(인후) 배양을 실시한다. (A)

2. 객담 배양

학습목표
1) 객담의 정상 균무리를 3가지 이상 열거한다. (A)
2) 객담 배양에서 잘 분리되는 병원성 세균 4가지 이상을 열거한다. (A)
3) 객담의 채취법을 설명한다. (A)
4) 객담 배양에 필요한 배지를 2가지 이상 열거한다. (A)
5) 객담 배양에 적당한 검체 판별법(정도관리)을 설명한다. (A)
6) 객담 배양을 실시한다. (A)

3. 요 배양

학습목표

1) 요 배양에서 잘 분리되는 병원성 세균 3가지 이상을 열거한다. (B)
2) 요 배양을 위한 채뇨법을 설명한다. (A)
3) 요 배양에 필요한 배지를 2가지 이상 열거한다. (A)
4) 반정량법에 의한 요배양을 실시하고 집락계산법을 설명한다 (A)

4. 생식기 검체 배양

학습목표

1) 생식기 검체에서 잘 분리되는 병원성 세균을 3가지 이상 열거한다. (A)
2) 생식기 검체의 배양에 필요한 배지를 3가지 이상 열거한다. (A)
3) 생식기 검체로 그람염색을 실시하고 관찰한다. (A)
4) 생식기 검체 배양을 실시한다. (A)

5. 혈액 배양

학습목표

1) 혈액배양에서 자주 분리되는 병원성 세균을 3가지 이상 열거한다. (B)
2) 혈액의 초기 배양에 필요한 액체 배지를 2가지 이상 열거한다. (A)
3) 혈액배양 시 배지 내의 세균발육을 확인하는 성상을 4가지 이상 열거한다. (B)
4) 전통적인 혈액배양을 실시한다. (A)
5) 자동화기계에 의한 혈액배양을 설명한다. (B)
6) 맹계대배양을 설명한다. (A)

6. 척수액 배양

학습목표

1) 척수액에서 잘 분리되는 병원성 세균을 3가지 이상 열거한다. (A)
2) 척수액 배양에 필요한 배지를 3가지 이상 열거한다. (A)
3) 척수액에서 흔히 분리되는 병원성 세균의 그람염색상 특성을 설명한다. (A)
4) 척수액의 먹물염색법(india-ink)을 실시한다. (A)
5) 척수액 배양법을 설명한다. (A)

7. 창상감염 및 농양배양

학습목표
1) 창상 및 농양 배양에 필요한 배지를 3가지 이상 열거한다. (A)
2) 창상 및 농양 배양을 실시한다. (A)

8. 분변 검체의 배양

학습목표
1) 병원성 장내 세균의 균속을 4가지 이상 열거한다. (A)
2) 병원성 장내 세균의 증균배지를 2가지 이상 열거한다. (A)
   (Selenite F broth, GN broth)
3) 병원성 장내 세균 분리를 위한 선택배지를 4가지 이상 열거한다. (A)
   (Sorbitol MacConkey, MacConkey, SS, XLD, BS)
4) 병원성 장내 세균의 분리법을 설명한다. (A)

9. 무산소성(혐기성) 세균의 배양

학습목표
1) 무산소성(혐기성) 세균 배양을 위한 검체 채취법 및 수송에 대하여 설명한다. (A)
2) 무산소성(혐기성) 세균 배양에 사용하는 배지를 3가지 이상 열거한다. (A)
3) 무산소성(혐기성) 단지(jar), 무산소성(혐기성) 상자(box), 무산소성(혐기성) 주머니(pouch) 배양법을 설명한다. (A)
4) 혐기성 세균의 분리 배양법을 설명한다. (A)

제4장 병원균의 배양과 분리 동정

1. 배지

학습목표
1) 기압(고압) 증기멸균법, 여과멸균 및 전기식 멸균(bacticinerator)을 실시한다. (A)
2) 배지 제조법에 대하여 설명한다. (A)
3) 배지 보관법에 대하여 설명한다. (A)
4) 다음의 배지를 제조한다. (A)

(1) 혈액한천배지(Blood agar plate)
(2) 초콜릿한천배지(chocolate agar)
(3) MacConkey agar
(4) SS agar
(5) Thioglycollate broth
(6) TSI agar

2. 분리배양

학습목표
1) 세균의 획선배양(접종)법(streaking) 을 설명한다. (A)
2) 표준균주를 사용하여 세균을 분리 배양하여 집락을 관찰한다. (A)
3) 검체로부터 세균을 분리 배양하여 집락을 관찰한다. (A)

3. 동정에 이용되는 생물화학적 성상

학습목표
1) 다음의 탄수화물분해시험 원리 및 방법을 설명하고 실습한다.
   (1) CTA배지에 의한 탄수화물 분해시험 (A)
   (2) OF 시험 (A)
   (3) Esculin 가수분해 (A)
   (4) ONPG 시험 (A)
   (5) Methyl red 시험 (A)
   (6) Voges-Proskauer 시험 (A)
   (7) TSI 반응
2) 다음 아미노산분해시험의 원리 및 방법에 관해서 설명하고 실습한다.
   (1) Indole 시험 (A)
   (2) Phenyalanine deaminase 시험 (A)
   (3) 아미노산 탈탄산 효소 시험 (A)
   (4) 황화수소 생성시험 (A)
3) 다음 효소에 관한 시험의 원리 및 방법을 설명하고 실습한다.
   (1) Oxidase 시험 (A)
   (2) Catalase 시험 (A)
   (3) Gelatin 액화시험 (B)
   (4) DNase시험 (A)
   (5) Coagulase시험 (A)

(6) 요소분해시험 (A)

4) 다음 시험의 원리 및 방법을 설명하고 실습한다.
   (1) 용혈성시험 (A)
   (2) CAMP시험 (A)
5) 다음 유기산염 이용시험의 원리 및 방법을 설명하고 실습한다.
   (1) Citrate 이용능 시험 (A)
6) 질산염 환원시험의 원리 및 방법을 설명하고 실습한다. (A)
7) 색소 생성능 시험(pyocyanin, fluorescein)을 실습한다. (A)
8) 다음 시험을 설명하고 실습한다.
   (1) 담즙용해시험 (A)
   (2) 내염성 시험과 호염성 시험 (A)
   (3) 운동성시험 (A)
   (4) 온도에 의한 생존력시험 (B)
9) 다음 시험의 원리와 방법을 설명하고 실습한다.
   (1) Tween-80 가수분해시험 (B)
   (2) Optochin 감수성시험 (A)
   (3) Sodium hippurate 가수분해시험 (A)
   (4) Niacin시험 (A)

4. 각종 병원성 세균의 동정시험

학습목표

1) *Staphylococcus aureus*를 분리 동정한다. (A)
2) *Streptococcus pyogenes*를 분리 동정한다. (A)
3) *Streptococcus agalactiae*를 분리 동정한다. (A)
4) *Streptococcus pneumoniae*를 분리 동정한다. (A)
5) *Enterococcus faecalis*를 분리동정한다. (A)
6) *Neisseria gonorrhoeae*를 분리 동정한다. (A)
7) *Neisseria meningitidis*를 분리 동정한다. (A)
8) *Moraxella catarrhalis* (A)
9) *Corynebacterium diphtheriae*를 분리 동정한다. (B)
10) *Listeria monocytogenes*를 분리 동정한다. (A)
11) *Erysipelothrix rhusiopathiae*를 분리 동정한다. (B)
12) *Bacillus cereus*를 분리 동정한다. (A)
13) *Bacillus anthracis*를 분리 동정한다. (B)
14) *Mycobacterium tuberculosis*를 분리 동정한다. (A)

15) *Escherichia coli*를 분리 동정한다. (A)
16) *Escherichia coli* O157:H7을 분리 동정한다. (A)
17) *Salmonella Typhi*를 분리 동정한다. (A)
18) *Shigella spp.* 를 분리 동정한다. (A)
19) *Klebsiella pneumoniae*를 분리 동정한다. (A)
20) *Enterobacter aerogenes*를 분리 동정한다. (A)
21) *Proteus, Morganella, Providencia*를 분리 동정한다. (A)
22) *Serratia marcescens*를 분리 동정한다. (A)
23) *Vibrio cholerae*를 분리 동정한다(A)
24) *Vibrio parahaemolyticus*를 분리 동정한다. (A)
25) *Vibrio vulnificus*를 분리 동정한다. (A)
26) *Aeromonas hydrophilia*를 분리동정한다 (A)
27) *Plesiomonas shigelloides*를 분리동정한다 (B)
28) *Pseudomonas aeruginosa*를 분리 동정한다. (A)
29) *Acinetobacter baumannii*를 분리 동정한다. (A)
30) *Campylobacter jejuni*를 분리 동정한다. (A)
31) *Helicobacter pylori*를 분리 동정한다. (B)
32) *Haemophilus influenzae*를 분리동정한다. (A)
33) *Legionella spp.*를 분리동정한다. (B)
34) *Clostridium perfringens*를 분리 동정한다. (A)
35) *Clostridium difficile*를 분리 동정한다. (A)
36) *Clostridium tetani*를 분리 동정한다. (A)
37) *Bacteroides fragilis*를 분리 동정한다. (A)
38) *Brucella spp.*를 분리동정한다. (B)
39) *Bordetella pertussis*를 분리동정한다. (B)
40) *Nocardia asteroides*를 분리동정한다. (B)
41) *Hslicobacter pylori*를 분리동정한다. (B)
42) *Legionella pneumophila*를 분리동정한다. (B)

제5장 항균제 감수성검사

1. 디스크확산법(CLSI법)

학습목표

1) 항균제 감수성검사 결과에 영향을 미치는 각종인자를 설명한다. (A)
2) McFarland No. 0.5에 해당하는 표준혼탁액을 제조한다. (A)
3) Mueller-Hinton 배지를 제조한다. (A)
4) CLSI법에 디스크 확산법을 실시하고 결과를 판독한다. (A)
5) 특수내성 세균에 대한 검사법을 설명한다(B)
6) 액체배지에서 MIC 판정 (A)
7) MRSA 판정법 (A)
8) VRE 판정법 (A)
9) ESBL 판정법 (A)
10) β-lactamase 판정법 (A)

2. 최소억제농도(MIC) 측정

학습목표

1) 다음의 방법을 설명한다. (B)
   (1) 액체배지 희석법 (A)
   (2) 한천희석법 (B)
2) CLSI 판정기준을 설명한다. (B)
3) 균종에 따른 검사대상 항균제를 선택할 수 있어야 한다. (B)

제6장 정도관리

학습목표

1) 그람염색 시에 표준균주를 사용하여 정도관리를 실시한다. (A)
2) Ziehl-Neelsen법에 결핵균을 사용하여 정도관리를 실시한다. (A)
3) Fluorochrome 법에 결핵균을 사용하여 정도관리를 실시한다.(B)
4) CO_2 배양기에 대한 정도관리를 실시한다. (B)
5) 가압(고압)증기멸균기에 대한 정도관리를 실시한다. (A)

6) pH meter를 표준완충액으로 정도관리를 실시한다.(B)
7) 혐기성 상자에 대한 정도관리를 실시한다. (B)
8) 안전상자에 대한 정도관리를 실시한다. (B)
9) 시약에 대한 정도관리를 실시한다.
   (1) Coagulase 시험 (A)
   (2) Optochin 디스크시험 (A)
   (3) Bacitracin 디스크시험 (A)
   (4) Oxidase 시험 (A)
10) 표준균주를 이용한 디스크 확산법으로 항균제 감수성 검사(QC)를 실시한다. (B)

제4편 진균학

제1장. 진균학 총론
- 1. 진균의 일반적인 특징
- 2. 진균의 분류

제2장. 진균학 각론
- 1. 효모
- 2. 사상균
- 3. 이상성 진균

제3장. 병원성 진균
- 1. 표재성 피부 진균증
- 2. 피하 진균증
- 3. 전신성 진균증
- 4. 기회감염 진균증
- 5. 효모에 의한 진균증

제4장. 진균의 배양과 동정 실습
- 1. 검체 채취
- 2. 진균의 직접 검경법
- 3. 진균의 염색법
- 4. 진균의 배지 및 배양
- 5. 진균의 동정

제1장 진균학 총론

1. 진균의 일반적인 특징

학습목표

1) 진균의 생물학적 특징을 정의한다. (A)
2) 형태에 따른 균사의 종류를 2가지 이상 열거하고 설명한다. (A)
   (나선형, 결절형, 라켓형)
3) 무성포자를 5가지 이상 열거하고 설명한다. (A)
4) 유성포자를 3가지 이상 열거하고 설명한다. (B)
5) 다음 용어를 정의한다.

(1) 균사(hypha) (A)
(2) 균사체(mycelium) (A)
(3) 거짓(가성)균사(pseudohypha) (A)
(4) 격벽(septum) (A)
(5) 분아포자(blastospore) (A)
(6) 분절분생자(arthroconidium) (A)
(7) 후막포자(chlamydospore) (A)
(8) 분생포자(conidium) (A)
(9) 포자낭포자(sporangiospore) (A)
(10) 접합포자(zygospore) (A)
(11) 분생자 가지(병) (conidiophore) (A)
(12) 포자낭가지(병)(sporangiophore) (A)
(13) 담자포자(basidiospore) (B)
(14) 아넬로분생자(annelloconidium) (B)
(15) 알레우리오분생자(aleurioconidium) (B)
(16) 난포자(oospore) (B)
(17) 자낭포자(ascospore) (B)
(18) 피알로분생자(phialoconidium) (B)
(19) 심포디오분생자(sympodioconidium) (B)

2. 진균의 분류

학습목표

1) 진균의 생식방법에 따라 진균을 분류한다. (A)
2) 접합균류의 균사 및 포자의 특징을 설명한다. (B)
3) 자낭균류의 균사 및 포자의 특징을 설명한다. (B)
4) 불완전균류의 균사 및 포자의 특징을 설명한다. (A)
5) 집락의 육안적 형태에 따라 다음 용어를 정의한다. (A)
   (1) 효모(yeast)
   (2) 사상균(mold)
   (3) 두 형태(동종이형)진균(dimorphic fungi)

제2장 진균학 각론

1. 효모

학습목표

1) 효모의 균 속을 3가지 이상 열거한다. (A)
   (*Candida*, *Cryptococcus*, *Malassezia*)
2) *Candida albicans*의 분리 동정법에 대하여 설명한다. (A)
3) *Cryptococcus neoformans*의 분리 동정법에 대하여 설명한다. (A)

2. 사상균

학습목표

1) 무격성 균사를 가진 진균 속을 3가지 이상 열거한다. (A)
   (*Rhizopus*, *Mucor*, *Absidia*)
2) 갈색 내지 흑색인 진균 속을 3가지 이상 열거한다. (A)
   (*Cladosporium*, *Phialophora*, *Fonsecaea*, *Alternaria*)
3) 느리게 발육하는 진균 종을 2가지 이상 열거한다. (B)
4) 분생자를 만드는 초자양 진균 속을 5가지 이상 열거한다. (A)
   (*Aspergillus*, *Penicillium*, *Fusarium*)
5) 피부사상균의 균 속을 3가지 열거한다. (A)

3. 두 형태 진균(이형성 진균)

학습목표

1) 두 형태(dimorphic) 진균을 정의한다. (A)
2) 두 형태(dimorphic) 진균명을 4가지 이상 열거한다. (A)
3) 두 형태(dimorphic) 진균의 현미경적 특성을 설명한다. (A)

제3장 병원성 진균

1. 표재성 및 피부 진균증

학습목표

1) 환부의 위치에 따른 백선의 종류를 3가지 이상 열거한다. (B)
2) 표재성 피부진균증을 일으키는 진균명을 3가지 이상 열거한다. (A)
3) *Microsporum*, *Epidermophyton*, *Trichopiton*의 감별점을 설명한다. (A)
4) 다음 진균의 현미경적 소견을 설명한다. (A)
   (1) *Epidermophyton floccosum*
   (2) *Microsporum canis*
   (3) *M. gypseum*
   (4) *Trichophyton mentagrophytes*
   (5) *T. ruburum*

2. 피하 진균증

학습목표

1) 피하진균증을 잘 일으키는 진균속 2가지 이상 열거한다. (A)
2) 느리게 발육하는 갈색 진균명을 2가지 이상 열거한다. (B)
3) 다음 진균의 집락 특성과 현미경적 소견을 설명한다. (B)
   (1) *Cladosporium carrionii* (A)
   (2) *Phialophora verrucosa* (B)
   (3) *Phialophora jenselmei* (B)
   (4) *Fonsecaea pedrosoi* (B)
   (5) *Sporothrix schenckii* (A)

3. 전신성 진균증

학습목표

1) 전신성 진균증의 원인균을 3가지 이상 열거한다. (B)
2) 다음 진균의 현미경적 소견을 설명한다. (A)
   (1) Blastomyces dermatitidis
   (2) Coccidioides immitis
   (3) Histoplasma capsulatum
   (4) Paracoccidiodes brasilliensis

4. 기회감염 진균증

학습목표

1) 기회감염을 일으키는 진균 3가지 이상 열거한다. (A)
2) 진균의 집락특성과 현미경적 소견을 설명한다.
   (1) *Absidia* (A)　(2) *Mucor* (A)　(3) *Rhizopus* (A)
   (4) *Alternaria* (A)　(5) *Aspergillus* (A)　(6) *Penicillium* (A)
   (7) *Aureobasidium* (B)　(8) *Cladosporium* (B)　(9) *Curvularia* (B)
   (10) *Drechslera* (B)　(11) *Epicoccum* (B)　(12) *Nigrospora* (B)
   (13) *Pneumocystis carinii* (B)

5. 효모에 의한 진균증

학습목표

1) 질병을 잘 일으키는 효모를 2가지 이상 열거한다. (A)

2) 진균의 현미경적 소견을 설명한다. (A)
   (1) *Candidida albicans*
   (2) *Cryptococcus neoformans*
   (3) *Geotrichum candidum*
   (4) *Malassezia furfur*

제4장 진균의 배양과 동정실습

1. 검체 채취

학습목표
1) 피부, 손발톱의 검체 채취법을 설명한다. (A)
2) 피부, 손발톱의 검체 처리법을 설명한다. (B)
3) 머리카락의 검체 채취법을 설명한다. (B)
4) 머리카락의 검체 처리법을 설명한다. (B)
5) 객담의 검체 채취법을 설명한다. (B)
6) 객담의 검체처리법을 설명한다. (B)
7) 삼출액, 체액, 조직의 검체 채취법을 설명한다. (B)
8) 삼출액, 체액, 조직의 검체 처리법을 설명한다. (B)

2. 진균의 직접 검경법

학습목표
1) KOH(Potassium hydroxide) 습윤표본법을 실시한다. (A)
2) 먹물표본제작(India ink)법을 실시한다. (A)

3. 진균의 염색법

학습목표
1) 다음의 진균 염색법을 설명하고 실습한다. (A)
   (1) LPCB(Lactophenol cotton blue) 염색법
   (2) 그람염색법
   (3) 변법 항산성 염색

4. 진균의 배지 및 배양

학습목표

1) 배지를 제조한다. (B)
   (1) SDA(Sabouraud dextrose agar)
   (2) Corn meal agar+1% Tween 80 agar
2) 집락의 구성(colonial texture)을 3가지 이상 열거하고 설명한다. (B)
3) 집락의 고도(cononial topography)를 3가지 이상 열거하고 설명한다. (B)
4) 시험관 배양법을 실시한다. (A)
5) 효모를 배양하고 집락 및 진균요소를 관찰한다. (A)
6) 사상균을 배양하고 집락 및 진균요소를 관찰한다. (B)

5. 진균의 동정

학습목표

1) 아래 시험의 원리 및 방법을 설명하고 실습한다. (A)
   (1) 발아관(Germ tube) 시험
   (2) 후막포자형성시험
   (3) 먹물염색(India ink) 법
   (4) 요소분해시험
   (5) 탄수화물 동화시험
   (6) 질산염 환원 시험
2) 효모의 슬라이드 배양을 실시한다. (B)
3) 사상균의 슬라이드 배양을 실시한다. (A)
4) 효모를 분리 동정한다.
   (1) *Candida albicans*. (A)
   (2) *Cryptococcus neoformans*. (A)
5) 사상균의 현미경적 특성을 관찰한다. (A)
   (1) *Rhizopus*
   (2) *Mucor*
   (3) *Aspergillus fumigatus*
   (4) *Aspergillus nigar*
   (5) *Penicillium*
   (6) *Microsporum canis*
   (7) *M. gypsium*
   (8) *Trichophyton rubrum*
   (9) *Trichophyton mentagrophytes*
   (10) *Epidermophyton floccosum*

제5편 바이러스학

제1장 바이러스학 총론

1. 바이러스의 본체
2. 바이러스의 구조 및 분류
3. 바이러스의 배양 및 증식
4. 바이러스 유전학
5. 바이러스의 병원성
6. 바이러스 감염증의 진단법
7. 항바이러스요법
8. 바이러스의 제어법
9. 바이러스의 간섭현상

제2장 외피비보유 DNA 바이러스

1. Parvoviridae
2. Papovaviridae
3. Adenoviridae

제3장 외피보유 DNA 바이러스

1. Herpesviridae
2. Poxviridae
3. Hepadnaviridae

제4장 외피비보유 RNA 바이러스

1. Picornaviridae
2. Caliciviridae
3. Reoviridae

제5장 외피보유 RNA 바이러스

1. Togaviridae
2. Flaviviridae
3. Arenaviridae
4. Coronaviridae
5. Bunyaviridae
6. Orthomyxoviridae
7. Paramyxoviridae
8. Rhabdoviridae
9. Retroviridae

제6장 간염바이러스

제7장 Slow viruses
제8장 종양바이러스
제9장 박테리오파아지
제10장 바이러스 실습

제1장 바이러스학 총론

1. 바이러스의 본체

학습목표
1) 바이러스학을 성립시킨 역사적 사건과 인명을 셋 이상 열거한다. (B)
2) 바이러스를 정의한다. (A)
3) 바이러스의 일반적 특성을 설명한다. (A)
4) 바이러스와 다른 미생물의 차이점을 설명한다. (A)

2. 바이러스의 구조 및 분류

학습목표
1) 바이러스 분류 기준을 설명한다. (A)
2) 바이러스의 구조를 설명한다. (A)
3) 바이러스의 형태를 설명한다. (B)
4) 바이러스의 화학적 구성성분 4가지를 열거한다. (B)
5) DNA 바이러스와 RNA 바이러스를 구분한다 (A)
6) 다음 용어를 정의한다. (B)
(1) Capsid (2) Capsomere (3) Envelope
(4) Nucleocapsid (5) Icosahedron (5) Virion
8) 숙주세포의 핵 내에서 capsid가 형성되는 바이러스를 2종 이상 열거한다. (B)
9) 숙주세포의 세포질 내에서 capsid가 형성되는 바이러스를 5종 이상 열거한다. (B)

3. 바이러스의 배양 및 증식

학습목표
1) 바이러스 배양을 위한 검체 채취법을 설명한다. (B)
2) 바이러스 배양을 위한 검체의 수송법을 설명한다. (A)
3) 바이러스 배양을 위한 배양 세포명을 3가지 이상 열거한다. (A)

4) 세포 배양용 배지를 2가지 이상 열거한다. (B)
(MRC-5, super E-mix cell, R-mix cell, Vero cell)
5) 배양세포를 이용한 바이러스 배양원칙을 설명한다. (B)
6) 다음 용어를 정의한다. (B)
(1) ID_{50} (B) (2) Plaque (B) (3) Pock (B) (4) CPE (A)
7) 바이러스 핵산의 복제과정을 설명한다. (B)
8 바이러스 감염에 의한 숙주세포의 변화를 2가지 이상 열거한다. (B)
9) 생체에서 Interferon을 생산하는 세포 3가지를 열거한다. (A)
10) 바이러스의 증식과정을 설명한다. (A)

4. 바이러스 유전

학습목표
1) 동물 바이러스 간 상호작용 시 유전적 변이를 일으킬 수 있는 3가지 기전을 열거한다. (B)
2) 유전자의 상호작용에 대하여 설명한다. (B)
3) 다음 용어를 설명한다. (B)
(1) Variant (2) Transduction (3) Mutation

5. 바이러스의 병원성

학습목표
1) 외피비보유 바이러스의 병원성을 열거한다. (B)
2) 외피보유 바이러스의 병원성을 열거한다. (B)
3) 외피비보유 바이러스의 병원성을 열거한다. (B)
4) 외피보유 바이러스의 병원성을 열거한다. (B)

6. 바이러스 감염증의 진단법

학습목표
1) 바이러스 감염을 진단하는 기본원칙을 설명한다. (A)
2) 바이러스 감염을 진단하는 방법을 설명한다. (B)

7. 항바이러스요법

학습목표
1) 항 바이러스 제제 3종 이상을 열거한다. (B)
2) 생백신(live attenuated viral vaccine) 3종 이상을 열거한다. (B)

3) 불활성화 바이러스 백신(inactivated viral vaccine) 2종 이상을 열거한다. (B)
4) 생백신의 장단점을 열거한다. (A)
5) 불활성화 바이러스 백신의 장단점을 열거한다. (A)
6) 바이러스의 감염능을 비활성화 시키는 방법 3가지를 열거한다. (B)

8. 바이러스의 제어법

학습목표

1) 바이러스의 제어법 3종 이상을 열거한다. (B)
2) 생체염색제(vital dyes)의 처리를 설명한다. (B)
3) 에텔처리법에 대하여 설명한다. (B)

9. 바이러스의 간섭현상

학습목표

1) 인터페론 간섭기전을 설명한다. (A)
2) 인터페론을 분류한다. (B)
3) 인터페론의 생산세포를 설명한다. (A)
4) 인터페론의 생물학적특성을 설명한다. (B)

제2장 외피비보유 DNA 바이러스

1. *Parvoviridae*

학습목표

1) *Parvoviridae*의 구조적 특징을 설명한다. (B)
2) Parvovirus가 일으키는 질병명을 2 가지 이상 열거한다. (B)
3) Parvovirus의 진단 검사법을 설명한다. (B)

2. Papovaviridae

학습목표

1) *Papovaviridae*의 구조적 특징을 설명한다. (B)
2) *Papovaviridae*가 일으키는 질병명을 2가지 이상 열거한다. (A)
3) *Papovaviridae*의 진단 검사법을 설명한다. (B)

3. *Adenoviridae*

학습목표

1) Adenovirus의 구조적 특징을 설명한다. (A)
2) Adenovirus의 질병명을 2가지 이상 열거한다. (B)
3) Adenovirus의 진단 검사법을 설명한다. (B)
4) Adenovirus의 분리 검체를 설명한다(A)

제3장 외피보유 DNA 바이러스

1. *Herpesviridae*

학습목표

1) *Herpesviridae*의 형태적 특징을 설명한다. (A)
2) Herpesvirus속의 주요 종명을 3가지 이상 열거한다. (A)
3) Herpes simplex virus의 질병명을 2가지 이상 열거한다. (A)
4) Varicella-zoster virus가 일으키는 질병명을 2가지 이상 열거한다. (A)
5) Cytomegalovirus가 일으키는 질병명을 2가지 이상 열거한다. (B)
6) EB virus가 일으키는 질병명을 3가지 이상 열거한다. (B)
7) Human herpes simplex virus I, II의 진단 검사법을 설명한다. (A)

2. *Poxviridae*

학습목표

1) *Poxviridae*의 형태적 특징을 설명한다. (A)
2) *Poxviridae*에 속하는 바이러스를 2종 이상 열거한다. (B)
3) *Poxviridae*가 일으키는 질병명을 3가지 이상 열거한다. (B)
4) Poxvirus의 검사법을 설명한다. (B)

3. *Hepadnaviridae*

학습목표

1) *Hepadnavirus*의 형태적 특징을 설명한다. (A)
2) *Hepadnavirus*가 일으키는 질병명을 열거한다. (A)
3) *Hepatitis B virus*의 진단 검사법을 설명한다. (A)

제4장 외피비보유 RNA 바이러스

1. *Picornaviridae*

학습목표

1) *Picornaviridae*의 형태적 특징을 설명한다. (B)
2) *Picornaviridae*에 속하는 바이러스 속을 3종 이상 열거한다. (A)
3) *Enterovirus*에 속하는 바이러스를 3종 이상 열거한다. (A)
4) Hepatitis A virus의 일반적 특성 및 진단법을 설명한다. (A)
5) *Picornaviridae*의 진단 검사법을 설명한다. (B)
6) *Poliovirus*의 분리검체를 설명한다. (B)

2. Caliciviridae

학습목표

1) Calicivirus의 형태적 특징을 설명한다. (A)
2) Calicivirus에 속하는 바이러스를 2종 이상 열거한다. (A)
3) *Norovirus*와 Hepatitis E virus의 병원성 및 전파경로를 설명한다. (B)
4) Calicivirus의 진단 검사법을 설명한다. (B)

3. *Reoviridae*

학습목표

1) *Reoviridae*의 형태적 특징을 설명한다. (B)
2) *Reoviridae*에 속하는 바이러스를 3종 이상 열거한다. (B)
3) *Reoviridae*가 일으키는 질병명을 2가지 이상 열거한다. (B)
4) *Rotavirus*의 진단 검사법을 설명한다. (A)
5) *Rotavirus*의 형태학적특징을 설명한다. (A)

제5장 외피보유 RNA 바이러스

1. *Togaviridae*

학습목표

1) *Togaviridae*의 형태적 특징을 설명한다. (A)

2) *Alphavirus*에 속하는 바이러스를 3종 이상 열거한다. (A)
3) *Alphavirus*의 전파경로를 설명한다. (A)
4) *Rubella* virus의 병원성 및 진단 검사법을 설명한다. (A)

2. Flaviviridae

학습목표

1) *Flaviviridae*의 형태적 특징을 설명한다. (B)
2) Flavivirus에 속하는 바이러스 종류 및 전파결로를 설명한다. (A)
4) Hepatitis C virus의 전파양식에 대하여 설명한다. (A)

3. Arenaviridae

학습목표

1) *Arenavirus*의 형태적 특징을 설명한다. (B)
2) *Arenavirus*에 속하는 바이러스를 3종 이상 열거한다. (B)
3) *Arenavirus*가 일으키는 질병명을 2가지 이상 열거한다. (B)
4) *Arenavirus*의 진단 검사법을 설명한다. (B)

4. *Coronaviridae*

학습목표

1) *Coronaviridae*의 형태적 특징을 설명한다. (B)
2) *Coronavirus*가 일으키는 질병을 열거한다. (B)
3) *Coronavirus*의 전파경로를 설명한다. (A)

5. *Bunyaviridae*

학습목표

1) *Bunyavirus*의 구조적 특징을 설명한다. (A)
2) *Bunyaviridae*에 속하는 바이러스를 3종 이상 열거한다. (B)
3) *Bunyavirus*가 일으키는 질병명을 2가지 이상 열거한다. (B)
4) *Hantavirus*의 진단 검사법을 설명한다. (A)

6. *Orthomyxoviridae*

학습목표

1) *Orthomyxovirus*의 형태적 특징을 설명한다. (A)

2) *Orthomyxoviridae*에 속하는 바이러스 속을 설명한다. (A)
3) *Influenzavirus*가 종류와 질병명을 설명한다. (A)
4) *Influenzavirus*의 진단 검사법을 설명한다. (A)

7. *Paramyxoviridae*

학습목표

1) *Paramyxovirus*의 형태적 특징을 설명한다. (B)
2) *Paramyxoviridae*에 속하는 바이러스를 3종 이상 열거한다. (A)
   (홍역 바이러스, 유행성이하선염 바이러스, RS virus)
3) *Paramyxoviridae*가 일으키는 질병명을 2가지 이상 열거한다. (B)
4) *Paramyxoviridae*의 진단 검사법을 설명한다. (B)

8. *Rhabdoviridae*

학습목표

1) *Rhabdoviridae*의 형태적 특징을 설명한다. (A)
2) *Rhabdovirus*에 속하는 바이러스를 3종 이상 열거한다. (B)
3) *Rhabdoviridae*가 일으키는 질병명을 2 가지 이상 열거한다. (B)
4) Rabies virus의 형태적 특징 및 진단 검사법을 설명한다. (A)

9. *Retroviridae*

학습목표

1) *Retroviridae*의 일반적 특징을 설명한다. (A)
2) *Retroviridae*에 속하는 바이러스를 3종 이상 열거한다. (A)
3) *Retroviridae*가 일으키는 질병명을 열거한다. (A)
4) HIV가 일으키는 질병명과 진단 검사법을 설명한다. (A)

제6장 간염바이러스

학습목표

1) A형 간염 바이러스의 일반적 특성을 설명한다. (B)
2) B형 간염 바이러스의 일반적 특성을 설명한다. (A)

3) A형 간염 바이러스 감염증의 진단법을 설명한다. (B)
4) B형 간염 바이러스가 갖고 있는 항원명 3종류를 열거한다. (B)
5) B형 간염 바이러스 감염의 진단 검사법을 설명한다. (A)
6) C형 간염 바이러스의 특성을 설명한다. (A)
7) D형 간염 바이러스의 특성을 설명한다. (B)
8) E형 간염 바이러스의 특성을 설명한다. (B)

제7장 Slow viruses

학습목표

1) Slow virus특징을 설명한다. (B)
2) Slow virus질환을 분류한다. (B)
3) Slow virus에 작용하는 원인체(agent, prions)에 대하여 설명한다. (A)

제8장 종양바이러스

학습목표

1) Oncogene을 정의한다. (A)
2) Proto-oncogene과 viral oncogene의 관계를 설명한다. (B)
3) Proto-oncogene의 활성화 기전을 설명한다. (B)
4) 사람에서 암을 유발시킬 수 있는 가능성이 높은 바이러스를 3가지 열거한다. (B)
5) 다음의 용어를 정의한다. (B)
   (1) Transformation
   (2) Immortalization
   (3) Loss of Contact inhibition
   (4) Anchorage independence
   (5) Rerto transposon

제9장 박테리오파아지

학습목표

1) 파아지의 형태 및 일반적 특성에 대하여 설명한다. (A)
2) 박테리오파아지를 형태와 구조에 따라서 6가지로 분류한다. (B)
3) T-even phage의 구조를 설명한다. (B)
4) 다음 용어를 정의한다. (B)
   (1) Temperate phage (2) Prophage (3) Lysogeny
   (4) Vegetative phage (5) Burst size (6) Lysogenic conversion
   (7) Transduction (8) Virulent phage
5) Delbruck and Luria의 Phage 일단계 증식과정을 단계별로 설명한다. (B)

제10장 바이러스 실습

1. 바이러스 일반구조

학습목표

1) 바이러스 구조의 명칭을 설명한다. (A)

2. 바이러스 배양 및 배양세포

학습목표

1) 바이러스 배양방법 및 배양세포 설명한다. (A)
   (Shell vial, 부화란, MRC-5, vero cell, tube법)
2) CPE를 설명하고 관찰한다. (A)
3) 형광항체법을 관찰한다. (A)

3. 바이러스 간섭현상

학습목표

1) 내인성간섭을 설명한다. (A)

4. 외피 비보유 DNA 바이러스

학습목표

1) Adenovirus의 형태를 관찰한다. (A)

5. 외피 보유 DNA 바이러스

학습목표

1) HBV의 형태를 관찰한다. (A)
2) HBV의 진행경과를 설명한다. (A)
3) CMV의 형태를 관찰한다. (A)
4) HSV의 형태 및 병소부위를 설명한다. (A)

6. 외피 비보유 RNA 바이러스

학습목표

1) Rotavirus의 형태를 관찰한다. (A)
2) Rotavirus 진단검사를 판독한다. (A)

7. 외피 보유 RNA 바이러스

학습목표

1) Influenza virus의 형태를 관찰한다. (A)
2) Influenza virus의 혈청학적 진단법을 판독한다. (A)
3) Coronavirus의 형태를 관찰한다. (A)
4) Rhabdoviridae의 형태를 관찰한다. (A)
5) Rabies virus의 Negri body를 관찰한다. (A)
6) HIV의 형태를 설명한다. (A)
7) Western blot의 결과를 판독하고 해석한다. (A)

8. 박테리오파아지

학습목표

1) 박테리오파아지의 형태를 관찰한다. (A)

제6편 기생충학

제1장 기생충학 총론

1. 기생충학 총론
2. 기생충의 각종 생활양식
3. 숙주 기생충 상호 관계
4. 기생충 감염의 진단
5. 기생충 감염의 예방 및 관리

제2장 원충류(Protozoa)

Ⅰ. 근족충류(Rhizopoda)

1. 이질아메바(Entamoeba histolytica)
2. 대장아메바(Entamoeba coli)
3. 왜소아메바(Endolimax nana)
4. 요드 아메바(Iodomoeba butschlii)
5. 이핵아메바(Dientamoeba fragilis)

Ⅱ. 편모충류(Mastigophora)

1. 람불편모충(Giardia lamblia)
2. 질편모충(Trichomonas vaginalis)
3. 구강편모충(Trichomonas tenax)
4. 리슈만 편모충(Leishmania)
5. 내장리슈만편모충(Leishmania donovani)
6. 감비아파동편모충 및 로데시아파동편모충
(Trypanosoma gambiense and *T. rhodesiense*)

Ⅲ. 포자충류(Sporozoa)

1. 말라리아(Malaria)
2. 톡소포자충(Toxoplasma gondii)

Ⅳ. 섬모충류(Ciliata)

1. 대장섬모충(Balantidium coli)

제3장. 연충류

Ⅰ. 선충류(Nematodes)

1. 회충(Ascaris lumbricoides)
2. 개회충(Toxocara canis)
3. 아니사키스(Anisakis)
4. 사상충(Filaria)
5. 메디나충(Dracunculus medinensis)

6. 편충(Trichuris trichiura)
7. 선모충(Trichinella spiralis)
8. 분선충(Strongyloides stercoralis)
9. 거대신충(Dioctophyma renale)
10. 구충(Hookworms)
11. 동양모양선충(Trichostrongylus orientalis)
12. 요충(Enterobius vermicularis)

II. 흡충류(Trematode)

1. 간흡충(Clonorchis sinensis)
2. 폐흡충(Paragonimus westermani)
3. 요꼬가와흡충(Metagonimus yokogawai)
4. 이형이형흡충(Heterophyes heterophyes)
5. 간질(Fasciola hepatica)
6. 비대흡충(Fasciolopsis buski)
7. 주혈흡충(Schistosomia)

Ⅲ 조충류(Cestodes)

1. 유구조충(Taenia solium)
2. 무구조충(Taenia saginata)
3. 왜소조충(Hymenolepis nana)
4. 쥐조충(Hymenolepis diminuta)
5. 개조충(Dipylidium caninum)
6. 광절열두조충(Diphyllobothrium latum)
7. 스파르가눔증(Sparganosis)
8. 단방조충(Echinococcus granulosus)

제4장 기생충학 실습

1. 도말검사
2. 집란검사
3. 원충류 검사
4. 충란 계산법
5. 충란 배양법
6. 혈액검사
7. 요충란 검사법
8. 요검사
9. 조충류의 편절검사
10. 객담검사
11. 피내반응 검사법

제1장 기생충학 총론

1. 기생충학 총론

학습목표

1) 기생충 감염의 특성을 설명한다. (B)
2) 기생충 감염이 사회에 미치는 영향을 설명한다. (B)

2. 기생충의 각종 생활양식

학습목표

1) 기생생활을 정의한다. (A)
2) 용어를 간략하게 정의한다. (B)
   (1) 기거생활　(2) 공서생활　(3) 숙주(종숙주, 중간숙주)
   (4) 보유숙주　(5) 매개체
3) 국제동물학 명명법에 따라 기생충의 학명을 바르게 서술한다. (A)

3. 숙주, 기생충 상호관계

학습목표

1) 기생충을 전파방식에 따라 분류한다. (B)
2) 기생충의 감염경로를 약술한다. (B)

4. 기생충 감염의 진단

학습목표

1) 기생충 감염을 진단하기 위한 검사법의 종류를 열거한다. (B)
2) 기생충 검사 시 유의해야할 사항을 설명한다. (B)
3) 검사 시 위 양성 및 위 음성으로 나타나는 경우를 열거한다. (B)

5. 기생충 감염의 예방 및 관리

학습목표

1) 감염원의 차단방법을 열거한다. (B)
2) 전파 요인의 제거방법을 열거한다. (B)

제2장 원충류(Protozoa)

I 근족충류(Rhizopoda)

1. 이질아메바(*Entamoeba histolytica*)

학습목표
1) 이질아메바의 포낭형과 영양형의 형태학적 특성을 설명한다(A) ,
2) 이질아메바 생활사를 설명한다. (B)
3) 이질아메바의 전파경로를 설명한다. (A)
4) 이질아메바증의 검사방법을 설명한다. (A)
5) 아메바증의 예방관리 대책을 설명한다. (B)

2. 대장아메바(*Entamoeba coli*)

학습목표
1) 대장아메바의 포낭형과 영양형의 형태학적 특성을 관찰한다. (A)
2) 이질아메바와 형태학적 차이점을 비교 설명한다. (A)

3. 왜소 아메바(*Endolimax nana*)

학습목표
1) 왜소아메바의 포낭형과 영양형을 설명한다. (A)

4. 요드 아메바(*Iodomoeba butschlii*)

학습목표
1) 요드아메바의 포낭형 형태를 설명한다. (B)

5. 이핵아메바(*Dientamoeba fragilis*)

학습목표
1) 이핵아메바의 형태학적 특징을 설명한다. (B)

6. 자유기생아메마

학습목표
1) 가시아메바의 형태학적 특성을 설명한다(B)

II 편모충류(Mastigophora)

1. 람불편모충(*Giardia lamblia*)

학습목표
1) 람불편모충의 영양형과 포낭형의 형태학적 특징을 설명한다. (A)
2) 람불편모충의 기생부위 및 검사방법을 설명한다. (B)

2. 질편모충(*Trichomonas vaginalis*)

학습목표
1) 질편모충의 형태학적 특징을 설명한다. (A)
2) 질편모충증의 감염과 생활사를 설명한다. (B)
3) 질편모충증의 검사방법을 설명한다. (A)

3. 구강편모충(*Trichomonas tenax*)

학습목표
1) 구강편모충의 형태학적 특징을 설명한다. (B)

4. 리슈만 편모충(*Leishmania*)

학습목표
1) 리슈만편모충의 생활사를 설명한다. (B)
2) 리슈만편모충의 검사방법을 설명한다. (B)

5. 내장 리슈만편모충(*Leishmania donovani*)

학습목표
1) 내장리슈만편모충의 생활사를 설명한다. (B)

2) 내장리슈만편모충의 증상과 검사방법을 설명한다. (B)

6. 감비아파동편모충 및 로데시아파동편모충(*Trypanosoma gambiense and T. rhodesiense*)

학습목표

1) 아프리카 수면병을 일으키는 2가지 원충의 이름과 매개체를 열거한다. (B)
2) 아프리카 수면병의 검사방법을 설명한다. (B)

III 섬모충류(*Ciliata*)

1. 대장섬모충(*Balantidium coli*)

학습목표

1) 대장섬모충의 영양형과 포낭형의 형태학적 특징을 설명한다. (A)

IV 포자충류(Sporozoa)

1. 열원충(말라리아, Malaria)

학습목표

1) 열원충(말라리아) 4종의 형태학적 감별점을 설명한다. (A)
2) 열원충(말라리아)의 인체 및 모기 내 생활사를 설명한다. (A)
3) 열원충(말라리아)의 인체 감염경로를 설명한다. (A)
4) 열원충(말라리아) 병원성에 대하여 설명한다. (B)
5) 열원충(말라리아)의 혈액학적 검사법을 설명한다. (A)

2. 톡소포자충(*Toxoplasma gondii*)

학습목표

1) 톡소포자충의 생활사 및 형태를 설명한다. (A)
2) 톡소포자충증의 임상적 특성에 대해 설명한다. (B)
3) 톡소포자충증의 검사방법을 설명한다. (B)
4) 작은와포자충의 생활사 및 형태적 특징을 설명한다. (A)

제3장 연충류

I 선충류(Nematodes)

1. 회충(*Ascaris lumbricoides*)

학습목표
1) 회충의 성충과 충란의 형태학적 특징을 설명한다. (A)
2) 회충의 생활사를 설명한다. (A)
3) 회충감염의 예방관리 대책을 설명한다. (B)

2. 개 회충(*Toxocara canis*)

학습목표
1) 유충 내장 이행증(Visceral larva migrans)을 설명한다. (B)

3. 아니사키스(*Anisakiis*)

학습목표
1) 아니사키스증의 병리 및 증상을 설명한다. (B)
2) 아니사키스의 형태학적 특징을 설명한다. (A)
3) 아니사키스증의 감염경로를 설명한다. (A)

4. 사상충(Filaria)

학습목표
1) 인체 기생 사상충의 종류를 열거한다. (A)
2) 말레이사상충과 반크롭트 사상충의 자충(microfilariae)을 구별한다. (A)
3) 자충의 정기 출현성을 설명한다. (B)
4) 진단을 위한 혈액도말검사에 대해 설명한다. (B)

5. 메디나충(*Dracunculus medinensis*)

학습목표
1) 메디나충의 생활사를 기술한다. (B)
2) 메디나충증의 검사법을 설명한다. (B)

6. 편충(*Trichuris trichiura*)

학습목표

1) 편충의 성충 및 충란의 형태학적 특징을 설명한다. (A)
2) 편충의 인체 내 감염경로 및 기생부위를 설명한다. (B)
3) 편충의 검사법을 설명한다. (A)

7. 선모충(*Trichinella spiralis*)

학습목표

1) 선모충의 인체 내 이행경로와 기생부위를 설명한다. (B)
2) 선모충의 생활사를 설명한다. (A)

8. 분선충(*Strongyloides stercoralis*)

학습목표

1) 분선충의 생활사를 설명한다. (A)
2) 분선충증의 검사방법을 설명한다. (A)

9. 거대신충(*Dioctophyma renale*)

학습목표

1) 거대신충의 개요를 설명한다. (B)

10. 구충(*Hookworms*)

학습목표

1) 두비니구충과 아메리카구충의 성충과 충란의 형태학적 감별점을 설명한다. (A)
2) 구충의 생활사를 설명한다. (A)
3) 구충감염의 예방 및 관리방법을 설명한다. (B)
4) 구충증 빈혈을 설명한다. (B)
5) 구충의 검사방법을 설명한다. (B)

11. 동양모양선충(*Trichostrongylus orientalis*)

학습목표

1) 동양모양선충의 충란의 형태를 설명한다. (A)

12. 요충(*Enterobius vermicularis*)

학습목표

1) 요충의 성충 및 충란의 형태를 설명한다. (A)
2) 요충의 감염경로 및 전파 방식을 설명한다. (A)
3) 요충증의 병리 및 임상증상을 설명한다. (B)
4) 요충감염의 검사방법을 설명한다. (A)

II 흡충류(Trematode)

1. 간흡충(*Clonorchis sinensis*)

학습목표

1) 간흡충의 성충과 충란의 형태를 설명한다. (A)
2) 간흡충의 제1, 제2중간숙주 및 생활사를 설명한다. (A)
3) 간흡충증의 인체 감염원 및 예방 대책을 기술한다. (B)
4) 간흡충의 검사방법을 설명한다. (A)

2. 폐흡충(*Paragonimus westermani*)

학습목표

1) 폐흡충류의 성충과 충란의 형태를 설명한다. (A)
2) 폐흡충의 제1, 제2중간숙주 및 생활사를 설명한다. (A)
3) 폐흡충증의 검사방법을 설명한다. (A)

3. 요꼬가와 흡충(*Metagonimus yokogawai*)

학습목표

1) 요꼬가와 흡충 충란의 형태를 설명한다. (A)
2) 요꼬가와 흡충의 생활사를 설명한다. (A)
3) 요꼬가와 흡충의 검사방법을 설명한다. (A)

4. 이형흡충(*Heterophyes heterophyes*)

학습목표
1) 이형흡충류의 형태 및 생활사를 설명한다. (B)

5. 간질(*Fasciola hepatica*)

학습목표
1) 간질 충란의 형태를 설명한다. (A)
2) 간질의 생활사를 설명한다. (B)

6. 비대흡충(*Fasciolopsis buski*)

학습목표
1) 비대흡충의 생활사 및 진단법을 열거한다. (B)

7. 주혈흡충(*Schistosomia*)

학습목표
1) 인체기생 주혈흡충류의 종류를 열거한다. (B)
2) 각 주혈흡충류의 성충과 충란의 형태를 설명한다. (A)
3) 주혈흡충류의 생활사를 설명한다. (B)
4) 주혈흡충증의 진단법을 설명한다(A)

III 조충류(Cestodes)

1. 유구조충(*Taenia solium*)

학습목표
1) 유구조충 성충의 형태학적 특징을 설명한다. (A)
2) 유구조충의 생활사를 설명한다. (A)
3) 유구조충의 검사방법을 설명한다. (B)
4) 유구낭미충증의 임상증상을 설명한다. (B)

2. 무구조충(*Taenia saginata*)

학습목표
1) 무구조충 성충의 형태학적 특성을 설명한다. (A)
2) 무구조충의 생활사를 설명한다. (B)
3) 무구조충증의 검사방법을 설명한다. (A)

3. 왜소조충(*Hymenolepis nana*)

학습목표
1) 왜소조충 충란의 형태를 설명한다. (A)
2) 왜소조충의 생활사를 설명한다. (B)

4. 쥐 조충(*Hymenolepis diminuta*)

학습목표
1) 왜소조충 충란과 형태학적인 차이를 설명한다. (A)
2) 쥐조충의 생활사를 설명한다. (B)
3) 쥐조충의 검사방법을 설명한다. (B)

5. 개조충(*Dipylidium caninum*)

학습목표
1) 개조충의 생활사를 설명한다. (B)

6. 광절열두조충(*Diphyllobothrium latum*)

학습목표〉
1) 광절열두조충의 성충과 충란 형태를 설명한다. (A)
2) 광절열두조충의 생활사를 설명한다. (A)
3) 광절열두조충의 검사방법에 대해 설명한다. (A)

7. 스파르가눔증(*Sparganosis*)

학습목표
1) 인체 스파르가눔증의 감염경로를 설명한다. (A)
2) 인체 스파르가눔증의 진단법을 설명한다. (B)

8. 단방조충(*Echinococcus granulosus*)

학습목표

1) 단방조충의 생활사를 설명한다. (A)
2) 단방조충의 인체 감염경로를 설명한다. (B)
3) 인체 포충증(Hydatidosis) 의 병리학적 특성 및 진단방법을 설명한다. (B)

제4장 기생충학 실습

1. 도말검사

학습목표

1) 직접도말법과 셀로판후층도말법으로 검사할 수 있는 기생충을 설명한다. (A)
2) 직접도말법과 셀로판후층도말법을 실시한다. (B)
3) 각 검사방법의 장단점에 대해 설명한다. (A)

2. 집란검사

학습목표

1) 부유법과 침전법으로 검사할 수 있는 기생충 종류를 설명한다. (A)
2) 부유법 종류를 열거하고 방법을 설명한다. (A)
3) 침전법 종류를 열거하고 방법을 설명한다. (A)

3. 원충류 검사

학습목표

1) 진단 검사에서 분리 동정에 필요한 원충들의 형태를 설명한다. (A)
2) 진단상 요구되는 원충의 종류를 분리 감별할 수 있는 검사법을 설명한다. (B)

4. 충란 계산법

학습목표

1) E. P. G 계산과 기생충의 감염강도를 계산한다. (B)
2) Stoll's 희석 충란 계산법을 설명한다. (B)

5. 충란 배양법

학습목표
1) 충란배양법에 응용될 수 있는 기생충들을 설명한다. (B)
2) 충란배양법의 장점을 설명한다. (B)

6. 혈액검사

학습목표
1) 혈액으로 진단 가능한 기생충의 종류를 설명한다. (A)
2) 야간 출현성의 개념을 설명한다. (B)
3) 후층도말과 박층도말을 설명한다. (A)
4) 염색표본을 검경하여 *Plasmodium*과 *Microfilaria*를 동정한다. (A)

7. 요충란 검사법

학습목표
1) Scotch tape 항문주위 도말법을 설명한다. (A)
2) 요충란의 검출율을 높이기 위한 조건들을 설명한다. (A)

8. 요검사

학습목표
1) 요검사로 진단 가능한 기생충들을 설명한다. (A)
2) 질편모충의 생리식염수내 검사방법을 실시한다. (A)

9. 조충류의 편절검사

학습목표
1) 유구조충과 무구조충의 감별 진단법을 설명한다. (A)
2) 조충류의 편절검사를 실시한다. (B)

10. 객담검사

학습목표
1) 객담검사로 진단이 가능한 기생충들을 설명한다. (A)
2) 현미경으로 폐 흡충란을 감별 동정한다. (A)

11. 피내반응 검사법

학습목표

1) 위양성, 위음성 그리고 교차반응에 의한 결과를 설명한다. (A)
2) 간흡충과 폐흡충의 피내반응 검사법을 실시하고 판정한다. (A)

임상진균학(2학점)

차 례	단 원	강의 시간	
		이론	실습
제1편	임상진균학 총론	3	
제1장	진균의 일반적인 특징	2	
제2장	진균의 분류	1	
제2편	진균학 각론	5	
제1장	효모	1	
제2장	사상균	2	
제3장	이형진균(동종이형진균)	2	
제3편	병원성 진균	8	
제1장	표재성 및 피부 진균증	2	
제2장	피하진균증	2	
제3장	전신성 진균증	1	
제4장	기회감염 진균증	1	
제5장	효모에 의한 진균증	2	
제4편	진균의 배양과 동정 실습		32
제1장	검체 채취		2
제2장	진균의 직접 검경법		2
제3장	진균의 염색법		6
제4장	진균의 배지 및 배양		10
제5장	진균의 동정		12
	합 계	16시간	32시간

제1편 임상진균학 총론(3시간)

제1장 진균의 일반적인 특징(2시간)

학습목표

1. 진균을 정의한다. (A)
2. 균사의 종류를 2가지 이상 열거하고 설명한다. (A)
3. 무성포자를 5가지 이상 열거하고 설명한다. (A)
4. 유성포자를 3가지 이상 열거하고 설명한다. (B)
5. 다음 용어를 정의한다. (A)
   1) 균사(hyphae)
   2) 균사체(mycelium)
   3) 가성균사(pseudohyphae)
   4) 격벽(septum)
   5) 분아포자(blastospore)
   6) 분절분생자(arthroconidium)
   7) 후막포자(chlamydospore)
   8) 분생포자(conidium)
   9) 포자낭포자(sporangiospore)
   10) 접합포자(zygospore)
   11) 난포자(oospore)
   12) 자낭포자(ascospore)
   13) 담자포자(basidiospore)
   14) 분생자병(conidiophore)
   15) 포자낭병(sporangiophore)
   16) 아넬로분생자(annelloconidium)
   17) 알레우리오분생자(aleurioconidium)
   18) 피알로분생자(phialoconidium)
   19) 심포디오분생자(sympodioconidium)
   20) 포로형 분생자(poroconidium)

제2장 진균의 분류(1시간)

학습목표

1. 생식법에 따라 진균을 분류한다. (A)
2. 접합균류의 균사 및 포자의 특징을 설명한다. (B)
3. 자낭균류의 균사 및 포자의 특징을 설명한다. (B)
4. 불완전균류의 균사 및 포자의 특징을 설명한다. (B)
5. 집락의 육안적 형태에 따라 다음 용어를 정의한다. (A)
   1) 효모(yeast)
   2) 사상균(mold)
   3) 동종이형진균(dimorphic fungi)

제2편 진균학 각론(5시간)

제1장 효모(1시간)

1. 효모의 균속을 3가지 이상 열거한다. (A)
2. Candida albicans의 분리 동정법에 대하여 설명한다. (A)
3. Cryptococcus neoformans의 분리 동정법에 대하여 설명한다. (A)

제2장 사상균(2시간)

학습목표

1. 무격벽 균사를 가진 진균속을 3가지 이상 열거한다. (A)
2. 흑색 진균속을 3가지 이상 열거한다. (A)
3. 느리게 발육하는 진균종을 2가지 이상 열거한다. (B)
4. 분생자를 만드는 초자양 진균속을 5가지 이상 열거한다. (A)
5. 피부사상균의 균속을 3가지 열거한다. (A)
6. 피부사상균의 현미경적 특성을 설명한다. (A)

제3장 이형진균(동종이형진균)(2시간)

학습목표

1. 동종이형(dimorphic) 진균을 정의한다. (A)
2. 동종이형(dimorphic) 진균명을 4가지 이상 열거한다. (A)
3. 동종이형(dimorphic) 진균의 현미경적 특성을 설명한다. (A)

제3편 병원성 진균(8시간)

제1장 표재성 및 피부 진균증(2시간)

학습목표

1. 환부의 위치에 따른 백선의 종류를 3가지 이상 열거한다. (A)
2. 표재성 및 피부진균증을 일으키는 진균을 3가지 이상 열거한다. (A)
3. *Microsporum*, *Epidermophyton*, *Trichophyton*의 감별점을 설명한다. (A)
4. 다음 진균의 현미경적 소견을 설명한다. (B)
    1) *Epidermophyton floccosum*
    2) *Microsporum canis*
    3) *M. gypseum*
    4) *Trichophyton mentagrophytes*
    5) *T. ruburum*
5. Trichophyton mentagrophytes와 *T. ruburum*의 감별점을 설명한다. (A)

제2장 피하 진균증(2시간)

학습목표

1. 피하진균증을 잘 일으키는 진균속 2가지 이상 열거한다. (A)
2. 느리게 발육하는 흑색 진균속을 2가지 이상 열거한다. (B)
3. 다음 진균의 집락특성과 현미경적 소견을 설명한다. (B)
    1) Cladosporium carrionii
    2) Phialophora verrucosa
    3) Phialophora jenselmei
    4) Fonsecaea pedrosoi
    5) Sporothrix schenckii

제3장 전신성 진균증(1시간)

학습목표

1. 전신성 진균증의 원인균을 3가지 이상 열거한다. (B)
2. 다음 진균의 현미경적 소견을 설명한다. (B)
   1) Blastomyces dermatitidis
   2) Coccidioides immitis
   3) Histoplasma capsulatum
   4) Paracoccidioides brasilliensis

제4장 기회감염 진균증(1시간)

학습목표

1. 기회감염을 일으키는 진균 3가지 이상 열거한다. (A)
2. 다음 진균의 집락특성과 현미경적 소견을 설명한다.
   1) Absidia (A)
   2) Mucor (A)
   3) Rhizopus (A)
   4) Alternaria (A)
   5) Aureobasidium (B)
   6) Cladosporium (B)
   7) Curvularia (B)
   8) Drechslera (B)
   9) Epicoccum (B)
   10) Nigrospora (B)
   11) Aspergillus (A)
   12) Penicillium (A)
   13) Fusarium (A)

제5장 효모에 의한 진균증(2시간)

학습목표

1. 질병을 잘 일으키는 효모를 2가지 이상 열거한다. (A)
2. 다음 진균의 집락특성과 현미경적 소견을 설명한다. (A)
   1) Candida albicans
   2) Cryptococcus neoformans
   3) Geotrichum candidum

제4편 진균의 배양과 동정 (32시간)

제1장 검체 채취(2시간)

학습목표

1. 피부, 손발톱의 검체채취와 처리법을 설명한다. (A)
2. 모발의 검체채취와 처리법을 설명한다. (A)
3. 객담의 검체채취와 처리법을 설명한다. (A)
4. 삼출액, 체액, 조직의 검체채취와 처리법을 설명한다. (A)

제2장 진균의 직접 검경법(2시간)

학습목표

1. KOH(Potassium hydroxide) 습윤표본법을 실시한다. (A)
2. 먹물염색(India ink)법을 실시한다. (A)

제3장 진균의 염색법(6시간)

학습목표

1. 다음의 진균 염색법을 설명하고 실습한다. (A)
   1) LPCB(Lactophenol cotton blue) 염색법
   2) 그람염색법
   3) 항산성 염색법

제4장 진균의 배지 및 배양(10시간)

학습목표

1. 다음의 배지를 제조한다. (A)
   1) SDA(Sabouraud dextrose agar)

2) SDA-C&C(Sabouraud dextrose agar with cycloheximide and chloramphenicol)
3) BHIAB(Brain heart infusion agar containing blood)
4) Corn meal agar

2. 집락의 구성(colonial texture)을 3가지 이상 열거하고 설명한다. (B)
3. 집락의 고도(colonial topography)를 3가지 이상 열거하고 설명한다. (B)
4. 시험관 배양법을 실시한다. (A)
5. 효모를 배양하고 집락 및 현미경적 형태를 관찰한다. (A)
6. 사상균을 배양하고 집락 및 현미경적 형태를 관찰한다. (B)

제5장 진균의 동정(12시간)

학습목표

1. 다음의 시험의 원리 및 방법을 설명하고 실습한다. (A)
   1) 발아관(Germ tube) 시험
   2) 후막포자형성시험
   3) India ink법
   4) Urease시험
   5) 탄수화물 동화시험
   6) 질산염 환원 시험
2. 효모의 슬라이드 배양을 실시한다. (A)
3. 사상균의 슬라이드 배양을 실시한다. (A)
4. 다음의 효모를 분리 동정한다.
   1) Candida albicans (A)
   2) Cryptococcus neoformans (A)
5. 다음 사상균의 현미경적 특성을 관찰한다. (A)
   1) *Rhizopus*
   2) *Mucor*
   3) *Aspergillus fumigatus*
   4) *Aspergillus niger*
   5) *Penicillium*
   6) *Microsporum canis*
   7) *M. gypseum*
   8) *Trichophyton rubrum*
   9) *Trichophyton mentagrophytes*
   10) *Epidermophyton floccosum*

진단바이러스학 (2학점)

차 례	단 원	강의시간
제1장	바이러스학 총론	9
제2장	외피비보유 DNA 바이러스	3
제3장	외피보유 DNA 바이러스	3
제4장	외피비보유 RNA 바이러스	3
제5장	외피보유 RNA 바이러스	8
제6장	간염바이러스	3
제7장	Slow viruses	1
제8장	종양바이러스	1
제9장	박테리오파아지	1
	합 계	32시간

제1장 바이러스학 총론(9시간)

학습목적

바이러스의 일반특성인 바이러스의 구조, 화학적 성분, 증식과 사멸, 분자 유전학, 바이러스의 배양법, 혈청학적 시험 등 바이러스 분리 및 진단에 필요한 이론을 설명한다.

학습목표

1. 바이러스의 본체
    1) 바이러스학을 성립시킨 역사적 사건과 인명을 셋 이상 열거한다. (B)
    2) 바이러스를 정의한다. (A)
    3) 바이러스의 일반적 특성을 설명한다. (A)
    4) 바이러스와 다른 미생물의 차이점을 설명한다. (A)

2. 바이러스의 구조 및 분류
   1) 바이러스 분류 기준을 설명한다. (A)
   2) 바이러스의 구조를 설명한다. (B)
   3) 바이러스의 형태를 설명한다. (B)
   4) 바이러스의 화학적 구성성분 4가지를 열거한다. (A)
   5) DNA 바이러스과를 5가지 이상 열거한다. (A)
   6) RNA 바이러스과를 10가지 이상 열거한다. (A)
   7) 다음 용어를 정의한다. (B)
      (1) Capsid (2) Capsomere (3) Envelope
      (4) Nucleocapsid (5) Icosahedron (6) Virion
   8) 숙주세포의 핵내에서 capsid가 형성되는 바이러스를 2종 이상 열거한다. (B)
   9) 숙주세포의 세포질내에서 capsid가 형성되는 바이러스를 5종 이상 열거한다. (B)
3. 바이러스의 배양 및 증식
   1) 바이러스 배양을 위한 검체 채취법을 설명한다. (A)
   2) 바이러스 배양을 위한 검체의 수송법을 설명한다. (A)
   3) 바이러스 배양을 위한 배양 세포명을 3가지 이상 열거한다. (A)
   4) 생세포 배양용 배지를 2가지 이상 열거한다. (B)
   5) 배양세포를 이용한 바이러스 배양원칙을 설명한다. (B)
   6) 다음 용어를 정의한다. (B)
      (1) ID50 (2) Plaque (3) Pock (4) CPE
   7) 바이러스 핵산의 복제과정을 설명한다. (B)
   8) 바이러스 감염에 의한 숙주세포의 변화를 2가지 이상 열거한다. (B)
   9) 생체에서 interferon을 생산하는 세포 3가지를 열거한다. (B)
4. 바이러스 유전학
   1) 동물 바이러스간 상호작용시 유전적 변이를 일으킬 수 있는 3가지 기전을 열거한다. (B)
   2) 유전자의 상호작용에 대하여 설명한다. (B)
   3) 다음 용어를 설명한다. (B)
      (1) Variant (2) Transduction (3) Mutation
5. 바이러스의 병원성
   1) 외피비보유 DNA바이러스의 병원성을 열거한다. (A)
   2) 외피보유 DNA바이러스의 병원성을 열거한다. (A)
   3) 외피비보유 RNA바이러스의 병원성을 열거한다. (A)
   4) 외피보유 RNA바이러스의 병원성을 열거한다. (A)
6. 바이러스 감염증의 진단법
   1) 바이러스 감염을 진단하는 기본원칙을 설명한다. (B)
   2) 바이러스 감염을 진단하는 혈청학적 방법 3가지 이상을 열거한다. (A)

7. 항바이러스요법
    1) 항 바이러스 제제 3종 이상을 열거한다. (A)
    2) 생백신(live attenuated viral vaccine) 3종 이상을 열거한다. (B)
    3) 불활성화 바이러스 백신(inactivated viral vaccine) 2종 이상을 열거한다. (B)
    4) 생백신의 장・단점을 열거한다. (B)
    5) 불활성화 바이러스 백신의 장단점을 열거한다. (B)
    6) 바이러스의 감염능을 비활성화 시키는 방법 3가지를 열거한다. (A)
8. 바이러스의 제어법
    1) 바이러스의 제어법 3종 이상을 열거한다. (B)
    2) 생체염색체(vital dyes)의 처리를 설명한다. (B)
    3) 에테르처리법에 대하여 설명한다. (A)
9. 바이러스의 간섭현상
    1) 인터페론 간섭기전을 설명한다. (A)
    2) 인터페론을 분류한다. (B)
    3) 인터페론의 생산세포를 설명한다. (A)
    4) 인터페론의 생물학적특성을 설명한다. (B)

제2장 외피비보유 DNA 바이러스(3시간)

학습목표

1. *Parvoviridae*
    1) Parvovirus의 구조적 특징을 설명한다. (A)
    2) Parvovirus가 일으키는 질병명을 2가지 이상 열거한다. (B)
    3) Parvovirus의 진단법을 설명한다. (B)
2. *Papovaviridae*
    1) Papovavirus의 구조적 특징을 설명한다. (A)
    2) Papovavirus가 일으키는 질병명을 2가지 이상 열거한다. (B)
    3) Papovavirus의 진단법을 설명한다. (B)
3. Adenoviridae
    1) Adenovirus의 구조적 특징을 설명한다. (A)
    2) Adenovirus의 질병명을 2가지 이상 열거한다. (B)
    3) Adenovirus의 진단법을 설명한다. (B)

제3장 외피보유 DNA 바이러스(3시간)

학습목표

1. *Herpesviridae*
   1) Herpesvirus의 구조적 특징을 설명한다. (A)
   2) Herpesvirus과의 주요 virus명을 3가지 이상 열거한다. (A)
   3) Herpes simplex virus의 질병명을 2가지 이상 열거한다. (B)
   4) Varicella-zoster virus가 일으키는 질병명을 2가지 이상 열거한다. (B)
   5) Cytomegalovirus가 일으키는 질병명을 2가지 이상 열거한다. (B)
   6) EB virus가 일으키는 질병명을 3가지 이상 열거한다. (B)
   7) Herpesvirus의 혈청학적 진단법을 설명한다. (A)
2. *Poxviridae*
   1) Poxvirus의 구조적 특징을 설명한다. (A)
   2) Poxvirus에 속하는 바이러스를 3종 이상 열거한다. (A)
   3) Poxvirus가 일으키는 질병명을 3가지 이상 열거한다. (B)
   4) Poxvirus의 혈청학적 진단법을 설명한다. (B)
3. *Hepadnaviridae*
   1) Hepadnavirus의 구조적 특징을 설명한다. (A)
   2) Hepadnavirus가 일으키는 질병명을 열거한다. (B)
   3) Hepadnavirus의 혈청학적 진단법을 설명한다. (B)

제4장 외피비보유 RNA 바이러스(3시간)

학습목표

1. *Picornaviridae*
   1) Picornavirus의 구조적 특징을 설명한다. (B)
   2) Picornavirus에 속하는 바이러스를 3종 이상 열거한다. (A)
   3) Picornavirus가 일으키는 질병명을 2가지 이상 열거한다. (B)
   4) Picornavirus의 혈청학적 진단법을 설명한다. (B)
2. *Caliciviridae*
   1) Calicivirus의 구조적 특징을 설명한다. (A)
   2) Calicivirus에 속하는 바이러스를 3종 이상 열거한다. (A)
   3) Calicivirus가 일으키는 질병명을 2가지 이상 열거한다. (B)

4) Calicivirus의 혈청학적 진단법을 설명한다. (B)

3. *Reoviridae*

1) Reovirus의 구조적 특징을 설명한다. (A)
2) Reovirus에 속하는 바이러스를 3종 이상 열거한다. (B)
3) Reovirus가 일으키는 질병명을 2가지 이상 열거한다. (B)
4) Reovirus의 혈청학적 진단법을 설명한다. (B)

제5장 외피보유 RNA 바이러스(8시간)

학습목표

1. *Togaviridae*

1) Togavirus의 구조적 특징을 설명한다. (A)
2) Togavirus에 속하는 바이러스를 3종 이상 열거한다. (A)
3) Togavirus가 일으키는 질병명을 2가지 이상 열거한다. (B)
4) Togavirus의 혈청학적 진단법을 설명한다. (B)

2. *Flaviviridae*

1) *Flaviviridae*의 구조적 특징을 설명한다. (A)
2) 절지동물 매개성(Arthropod-Borne) 바이러스질환을 3종 이상 열거한다. (A)
3) *Flaviviridae*의 전파경로에 대하여 설명한다. (B)
4) HCV감염의 진단법에 대하여 설명한다. (B)

3. *Coronaviridae*

1) *Coronaviridae*의 구조적 특징을 설명한다. (A)
2) Coronavirus가 일으키는 질병을 열거한다. (B)
3) Coronavirus의 전파경로를 설명한다. (B)

4. *Arenaviridae*

1) Arenavirus의 구조적 특징을 설명한다. (B)
2) Arenavirus에 속하는 바이러스를 3종 이상 열거한다. (B)
3) Arenavirus가 일으키는 질병명을 2가지 이상 열거한다. (B)
4) Arenavirus의 혈청학적 진단법을 설명한다. (B)

5. *Retroviridae*

1) Retrovirus의 구조적 특징을 설명한다. (A)
2) Retrovirus에 속하는 바이러스를 3종 이상 열거한다. (A)
3) Retrovirus가 일으키는 질병명을 열거한다. (A)
4) Retrovirus의 혈청학적 진단법을 설명한다. (A)

5) AIDS의 진단법을 설명한다. (A)

6. *Orthomyxoviridae*

1) Orthomyxovirus의 구조적 특징을 설명한다. (A)
2) Orthomyxovirus에 속하는 바이러스를 3종 이상 열거한다. (A)
3) Orthomyxovirus가 일으키는 질병명을 2가지 이상 열거한다. (B)
4) Orthomyxovirus의 혈청학적 진단법을 설명한다. (B)

7. *Paramyxoviridae*

1) Paramyxovirus의 구조적 특징을 설명한다. (A)
2) Paramyxovirus에 속하는 바이러스를 3종 이상 열거한다. (A)
3) Paramyxovirus가 일으키는 질병명을 2가지 이상 열거한다. (B)
4) Paramyxovirus의 혈청학적 진단법을 설명한다. (B)

8. *Rhabdoviridae*

1) Rhabdovirus의 구조적 특징을 설명한다. (A)
2) Rhabdovirus에 속하는 바이러스를 3종 이상 열거한다. (A)
3) Rhabdovirus가 일으키는 질병명을 2가지 이상 열거한다. (B)
4) Rhabdovirus의 혈청학적 진단법을 설명한다. (B)

9. *Bunyaviridae*

1) Bunyavirus의 구조적 특징을 설명한다. (A)
2) Bunyavirus에 속하는 바이러스를 3종 이상 열거한다. (A)
3) Bunyavirus가 일으키는 질병명을 2가지 이상 열거한다. (B)
4) Bunyavirus의 혈청학적 진단법을 설명한다. (B)

제6장 간염바이러스(3시간)

학습목표

1. A형 간염 바이러스의 일반적 특성을 설명한다. (B)
2. B형 간염 바이러스의 일반적 특성을 설명한다. (A)
3. A형 간염 바이러스 감염증의 진단법을 설명한다. (B)
4. B형 간염 바이러스가 갖고 있는 항원명 3종류를 열거한다. (B)
5. B형 간염 바이러스 감염의 실험실 진단법을 설명한다. (B)
6. C형 간염 바이러스의 특성을 설명한다. (A)
7. D형 간염 바이러스의 특성을 설명한다. (B)
8. E형 간염 바이러스의 특성을 설명한다. (B)

제7장 Slow viruses(1시간)

학습목표

1. Slow virus특징을 설명한다. (B)
2. Slow virus질환을 분류한다. (B)
3. Slow virus에 작용하는 원인체 (agent, prions) 에 대하여 설명한다. (A)

제8장 종양바이러스(1시간)

학습목표

1. Oncogene을 정의한다. (A)
2. Proto-oncogene과 viral oncogene의 관계를 설명한다. (B)
3. Proto-oncogene의 활성화 기전을 설명한다. (B)
4. 사람에서 암을 유발시킬 수 있는 가능성이 높은 바이러스를 3가지 열거한다. (B)
5. 다음의 용어를 정의한다. (B)
    1) Transformation
    2) Immortalization
    3) Loss of contact inhibition
    4) Anchorage independence
    5) Rertotransposon

제9장 박테리오파아지(1시간)

학습목표

1. 파아지의 형태에 대하여 설명한다. (A)
2. Bacteriophage를 형태와 구조에 따라서 6가지로 분류한다. (B)
3. T-even phage의 구조를 설명한다. (B)
4. 다음 용어를 정의한다. (B)
    1) Temperate phage
    2) Prophage
    3) Lysogeny

4) Vegetative phage
5) Burst size
6) Lysogenic conversion
7) Transduction
8) Virulent phage

5. Delbruck and Luria의 phage 1단계 증식과정을 단계별로 설명한다. (B)

인체기생충학 (4학점)

차 례	단 원	강의시간		
			이론	실습
제 1 편	기생충학 총론	8		
제 1 장	기생충학 총론		0.5	
제 2 장	기생충의 각종 생활양식		2	
제 3 장	숙주, 기생충 상호관계		1	
제 4 장	기생충 감염의 역학		0.5	
제 5 장	기생충 감염의 병인론		0.5	
제 6 장	기생충 감염의 면역		1	
제 7 장	기생충 감염의 진단		2	
제 8 장	기생충 감염의 예방 및 관리		0.5	
제 2 편	윤충류	21		
제 1 장	선충류 (Nematodes)		6	
제 2 장	흡충류 (Trematode)		7	
제 3 장	조충류 (Cestodes)		8	
제 3 편	원충류 (Protozoa)	19		
제 1 장	근족충류 (Rhizopoda)		4	
제 2 장	편모충류 (Mastigophora)		5	
제 3 장	섬모충류 (Ciliata)		1	
제 4 장	포자충류 (Sporozoa)		9	
제 4 편	기생충학 실습		32	
제 1 장	도말 검사			2
제 2 장	집란 검사			4
제 3 장	원충류 검사			4
제 4 장	충란 계산법			4
제 5 장	충란 배양법			4
제 6 장	혈액 검사			3
제 7 장	요충란 검사법			2
제 8 장	요검사			3
제 9 장	조충류의 편절 검사			1
제 10 장	객담검사			1
제 11 장	피내반응 검사			4
	합 계	48시간	32시간	

제1편 기생충학 총론(8시간)

학습목적

세계가 일일권에 있기 때문에 해외의 기생충 감염 및 질병이 비단 그 나라에만 그치는 것이 아니다. 우리나라는 물론 세계적으로 중요한 인체 기생충 및 기생충성 질환에 관한 기초적인 지식과 수기를 터득하여 이를 기생충성 질환의 진단, 치료, 예방 및 연구에 활용한다.

제1장 기생충학 총론(0.5시간)

학습목표

1. 기생충 감염의 특성을 설명한다. (B)
2. 기생충 감염이 사회에 미치는 영향을 설명한다. (B)

제2장 기생충의 각종 생활양식(2시간)

학습목표

1. 기생생활을 정의한다. (A)
2. 다음 용어를 간략하게 정의한다. (B)
   1) 기거생활 2) 공서생활 3) 숙주(종숙주, 중간숙주)
   4) 보유숙주 5) 매개체 6) 서식처
3. 국제동물학 명명법에 따라 기생충의 학명을 바르게 서술한다. (A)

제3장 숙주, 기생충 상호관계(1시간)

학습목표

1. 숙주와 기생충 상호관계의 특이성을 설명한다. (B)
2. 기생충을 전파방식에 따라 분류한다. (B)
3. 기생충의 감염경로를 약술한다. (A)

제4장 기생충 감염의 역학(0.5시간)

학습목표

1. 기생충 감염과 관련된 요인 및 이환율과 유행성 형태를 설명한다. (B)
2. 기생충 감염의 유행과 관련된 다음 용어를 정의한다. (B)
   1) Endemic 2) Epidemic 3) Pandemic 4) Prevalence rate

제5장 기생충 감염의 병인론(0.5시간)

학습목표

1. 기생충 숙주에 대해 병인으로 인한 기생충의 작용을 열거한다. (B)

제6장 기생충 감염의 면역(0.5시간)

학습목표

1. 기생충 감염 면역의 특성을 열거한다. (B)

제7장 기생충 감염의 진단(2시간)

학습목표

1. 기생충 감염을 진단하기 위한 검사법의 종류를 열거한다. (A)
2. 기생충 검사시 유의해야 할 사항을 설명한다. (A)
3. 검사시 위양성 및 위음성으로 나타나는 경우를 열거한다. (A)

제8장 기생충 감염의 예방 및 관리(0.5시간)

1. 감염원의 차단방법을 열거한다. (B)
2. 전파 요인의 제거방법을 열거한다. (B)

제2편 윤충류(21시간)

제1장 선충류(Nematodes) (6시간)

1) 선충류의 일반적인 형태를 기술한다. (B)
2) 선충류의 일반적인 생활사를 설명한다. (A)
3) 선충류 생활사 페이행(lung migration)의 임상적 중요성을 설명한다. (B)

1. 회충(*Ascaris lumbricoides*)
   1) 회충의 성충과 충란의 형태학적 특징을 기술한다. (A)
   2) 회충의 생활사를 설명한다. (A)
   3) 회충의 정상 기생부위를 기술하고 검사방법을 설명한다. (A)
   4) 회충감염의 예방관리 대책을 논한다. (B)
2. 개회충(*Toxocara canis*)
   1) 유충내장이행증(visceral larva migrans)을 정의한다. (B)
3. 아니사키스(*Anisakis*)
   1) 아니사키스증의 병리 및 증상을 기술한다. (B)
   2) 우리나라 아니사키스증의 증례 발생 추이에 대하여 설명한다. (B)
4. 사상충(*Filaria*)
   1) 인체 기생 사상충의 종류를 열거한다. (A)
   2) 우리나라에서 말레이사상충의 역학을 설명한다. (B)
   3) 말레이사상충과 반크롭트사상충의 자충(*microfilariae*)을 구별한다. (A)
   4) 각종자충의 출현성을 설명한다. (A)
   5) 진단을 위한 혈액도말검사를 실시한다. (A)
5. 메디나충(*Dracunculus medinensis*)
   1) 메디나충의 생활사를 기술한다. (B)
   2) 메디나충증의 검사법을 설명한다. (B)
6. 편충(*Trichuris trichiura*)
   1) 편충의 성충 및 충란의 형태학적 특징을 도해한다. (A)
   2) 편충의 인체 내 감염경로 및 기생부위를 기술한다. (A)
   3) 편충증에서 나타나는 편충감염 양상을 간략히 설명한다. (B)
   4) 편충의 검사법을 설명한다. (A)

7. 선모충(*Trichinella spiralis*)
   1) 선모충의 성충 및 유충의 형태학적 특징을 기술한다. (B)
   2) 선모충의 인체 내 이행경로와 기생부위를 설명한다. (B)
   3) 선모충의 생활사를 설명한다. (A)
8. 분선충(*Strongyloides stercoralis*)
   1) 분선충의 특유한 생활사를 기술한다. (A)
   2) 분선충의 인체 내 이행경로에 따른 병리 및 임상증상을 기술한다. (B)
   3) 분선충증의 검사방법을 설명한다. (A)
9. 거대신충(*Dioctophyma renale*)
   1) 거대신충의 개요를 설명한다. (B)
10. 구충(*Hookworms*)
    1) 두비니구충과 아메리카구충의 주요 형태학적 감별점을 열거한다. (A)
    2) 구충의 생활사를 인체 감염경로와 관련지어 설명한다. (A)
    3) 구충감염의 예방 및 관리방법을 설명한다. (B)
    4) 유충피내이행증의 원인이 되는 구충의 종류를 열거한다. (B)
    5) 두 가지 구충의 검사방법을 설명한다. (A)
    6) 구충증 빈혈을 간단히 설명한다. (B)
11. 동양모양선충(*Trichostrongylus orientalis*)
    1) 동양모양선충의 충란의 형태를 관찰한다. (A)
    2) 동양모양선충의 검사방법을 설명한다. (A)
12. 요충(*Enterobius vermicularis*)
    1) 요충의 성충 및 충란의 특징적인 형태를 설명한다. (A)
    2) 요충의 생활사를 기술한다. (A)
    3) 요충의 감염경로 및 전파 방식을 설명한다. (A)
    4) 요충증의 병리 및 임상증상을 설명한다. (B)
    5) 요충감염의 특수한 검사방법을 설명한다. (A)

제2장 흡충류(Trematode) (7시간)

학습목표

1) 흡충류의 일반적인 형태학적 특징을 열거한다. (A)
2) 흡충류의 일반적인 생활사를 설명한다. (A)

1. 간흡충(*Clonorchis sinensis*)

1) 간흡충의 성충과 충란의 형태를 관찰한다. (A)
2) 간흡충의 제1, 제2중간숙주 및 생활사를 설명한다. (A)
3) 간흡충증의 인체 감염원 및 예방 대책을 기술한다. (B)
4) 간흡충의 검사방법을 설명한다. (A)

2. 폐흡충(*Paragonimus westermani*)
   1) 폐흡충류의 형태 및 생활사를 설명한다. (A)
   2) 폐흡충증의 병리 병변에 대해 설명한다. (B)
   3) 폐흡충 제1, 제2중간숙주와 감염 특성에 대하여 설명한다. (A)
   4) 폐흡충증의 증상과 검사방법에 대해 설명한다. (A)
3. 요꼬가와흡충(*Metagonimus yokogawai*)
   1) 요꼬가와흡충 충란 형태 및 생활사를 설명한다. (A)
   2) 요꼬가와흡충증의 병리 및 병변에 대해 설명한다. (B)
   3) 요꼬가와흡충증의 검사방법에 대하여 설명한다. (A)
   4) 요꼬가와흡충의 인체 감염원 및 예방 대책을 기술한다. (B)
4. 이형이형흡충(*Heterophyes heterophyes*)
   1) 이형흡충류의 형태 및 생활사를 설명한다. (B)
   2) 이형흡충류의 감별 진단에 대해 설명한다. (A)
5. 간질(*Fasciola hepatica*) 및 거대간질 (Fasciola gigantica)
   1) 간질의 인체 감염원을 열거한다. (A)
   2) 간질의 정상 기생부위와 이소기생에 대하여 설명한다. (B)
   3) 간질증의 진단시 위감염(*spurious infection*)이 무엇인지 설명한다. (B)
6. 비대흡충(*Fasciolopsis buski*)
   1) 비대흡충의 인체 감염원과 진단법을 열거한다. (A)
7. 주혈흡충(*Schistosomia*)
   1) 인체기생 주혈흡충의 종류를 열거한다. (B)
   2) 각 주혈흡충의 성충과 충란의 형태를 비교, 설명한다. (A)
   3) 주혈흡충의 생활사를 설명한다. (B)
   4) 각 주혈흡충의 중간숙주를 기술한다. (B)
   5) 주혈흡충증의 진단법을 설명한다. (A)

제3장 조충류(Cestodes)(8시간)

1. 유구조충(Taenia solium)
   1) 유구조충의 형태학적 특징을 설명한다. (A)
   2) 유구조충의 생활사를 설명한다. (A)

   3) 유구조충의 감염경로 및 검사방법을 설명한다. (A)
   4) 유구낭미충증의 임상증상을 설명한다. (B)
2. 무구조충(Taenia saginata)
   1) 무구조충의 형태학적 특성을 설명한다. (A)
   2) 무구조충과 유구조충의 구별점을 설명한다. (A)
   3) 무구조충의 생활사를 설명한다. (A)
   4) 무구조충증의 검사방법을 설명한다. (A)
3. 왜소조충(Hymenolepis nana)
   1) 왜소조충 충란의 형태학적 구조의 특성을 알아야 한다. (A)
   2) 중간숙주 없이 전파감염을 설명한다. (B)
   3) 왜소조충의 검사방법에 대해 설명한다. (A)
4. 쥐조충(Hymenolepis diminuta)
   1) 쥐조충은 왜소조충과 형태학적으로 잘 구별되어야 한다. (A)
   2) 매개체의 감염경로를 설명한다. (B)
   3) 쥐조충의 검사방법에 대해 설명한다. (A)
5. 개조충(Dipylidium caninum)
   1) 개조충의 중간숙주를 설명한다. (B)
6. 광절열두조충(Diphyllobothrium latum)
   1) 광절열두조충의 충란 형태를 관찰한다. (A)
   2) 광절열두조충의 생활사를 열거한다. (A)
   3) 광절열두조충의 검사방법에 대해 설명한다. (A)
7. 스파르가눔증(Sparganosis)
   1) 만손열두조충 유충과 인체 감염의 관계에 대해 설명한다. (A)
   2) 만손열두조충의 생활사를 설명한다. (B)
   3) 인체 스파르가눔증의 감염경로를 열거한다. (B)
8. 단방조충(Echinococcus granulosus)
   1) 단방조충의 생활사를 설명한다. (A)
   2) 단방조충의 인체 감염경로를 열거한다. (B)
   3) 인체 포충증(hydatidosis)의 병리학적 특성 및 임상증상을 설명한다. (B)

제3편 원충류(Protozoa)(19시간)

제1장 근족충류(Rhizopoda)(4시간)

학습목표

1. 이질아메바(*Entamoeba histolytica*)
   1) 인체에서 관찰할 수 있는 아메바의 이름을 열거한다. (A)
   2) 이질아메바의 형태, 생활사를 설명한다. (A)
   3) 이질아메바의 전파경로를 설명한다. (A)
   4) 아메바증의 검사방법에 대해 설명한다. (A)
   5) 아메바증의 예방관리 대책을 설명한다. (B)
2. 대장아메바(*Entamoeba coli*)
   1) 대장아메바의 포낭형과 영양형의 형태학적 특성을 관찰한다. (A)
   2) 대장아메바 기생부위 및 이질아메바와 비교 설명한다. (A)
3. 왜소아메바(*Endolimax nana*)
   1) 왜소아메바의 포낭형과 영양형을 관찰한다. (B)
4. 요드 아메바(*Iodomoeba butschlii*)
   1) 요드아메바 포낭의 형태와 색조의 특성을 설명한다. (A)
5. 이핵아메바(*Dientamoeba fragilis*)
   1) 이핵아메바의 핵의 존재를 관찰한다. (B)

제2장 편모충류(Mastigophora)(5시간)

학습목표

1. 람불편모충(*Giardia lamblia*)
   1) 람불편모충의 영양형과 포낭형을 도해한다. (A)
   2) 람불편모충의 기생부위 및 검사방법을 설명한다. (A)
   3) 람불편모충의 주요 증상을 요약한다. (B)
2. 질편모충(*Trichomonas vaginalis*)
   1) 질편모충의 운동성과 형태의 구조를 설명한다. (A)
   2) 질편모충증의 증상 및 검사방법을 설명한다. (A)

3) 질편모충증의 환자에게 치료 원칙을 제시한다. (B)

3. 구강편모충(*Trichomonas tenax*)
   1) 구강편모충 형태를 관찰한다. (B)
4. 리슈만 편모충(*Leishmania*)
   1) 리슈만편모충의 생활사를 설명한다. (B)
   2) 리슈만편모충의 검사방법을 설명한다. (B)
5. 내장리슈만편모충(*Leishmania donovani*)
   1) 내장리슈만편모충의 지역에 따른 질병명을 설명한다. (B)
   2) 내장리슈만편모충의 증상과 검사방법을 설명한다. (B)
6. 감비아파동편모충 및 로데시아파동편모충(*Trypanosoma gambiense and T. rhodesiense*)
   1) 아프리카 수면병을 일으키는 2가지 원충의 이름과 매개체를 열거한다. (A)
   2) 아프리카 수면병의 검사방법을 설명한다. (B)

제3장 섬모충류(Ciliata)(1시간)

학습목표

1. 대장섬모충(*Balantidium coli*)
   1) 대장섬모충의 영양형과 포낭형의 형태학적 특징을 설명한다. (A)

제4장 포자충류(Sporozoa)(9시간)

1. 말라리아(*Malaria*)
   1) 말라리아 4가지 형태학적 감별점을 설명한다. (A)
   2) 말라리아의 인체 및 모기 내 생활사를 설명한다. (A)
   3) 한국에서의 말라리아 재유행에 대해 설명한다. (A)
   4) 말라리아의 인체 감염경로를 설명한다. (A)
   5) 말라리아 병원성에 대하여 설명한다. (A)
   6) 말라리아의 혈액학적 검사방법을 설명한다. (A)
2. 톡소포자충(*Toxoplasma gondii*)
   1) 톡소포자충의 생활사 및 형태를 설명한다. (A)
   2) 톡소포자충증의 임상적 특성에 대해 설명한다. (B)
   3) 한국의 톡소포자충증 유행 상황을 설명한다. (B)
   4) 톡소포자충증의 검사방법을 설명한다. (A)

제4편 기생충학 실습(32시간)

제1장 도말검사(2시간)

학습목표

1. 직접도말법과 셀로판후층도말법으로 검사할 수 있는 기생충을 설명한다. (A)
2. 직접도말법과 셀로판후층도말법을 실시한다. (A)
3. 검사 시행중에서 발생한 오차(error)를 시정할 수 있어야 한다. (A)
4. 검사결과에 대한 해석(정확한 동정, 충란검출의 한계, 검사방법 응용 등)을 바르게 할 수 있어야 한다. (A)

제2장 집란검사(4시간)

학습목표

1. 부유법과 침전법으로 검사할 수 있는 기생충 종류를 설명한다. (A)
2. 부유법 종류를 열거하고 조작법을 실시한다. (A)
3. 침전법 종류를 열거하고 조작법을 실시한다. (A)

제3장 원충류 검사(4시간)

학습목표

1. 장내 기생원충류의 종류와 생활사를 설명한다. (B)
2. 진단 검사에서 분리 동정에 필요한 원충들의 형태를 설명한다. (A)
3. 진단상 요구되는 원충의 종류를 분리 감별할 수 있어야 한다. (A)

제4장 충란 계산법(4시간)

학습목표

1. 검사대상 기생충의 1일 산란수와, 충란의 대변내 분포양상을 설명한다. (B)
2. EPG 계산과 기생충의 감염강도를 계산한다. (A)
3. Stoll's 희석 충란 계산법을 실시하며, 계산결과를 보정한다. (A)

제5장 충란 배양법(4시간)

학습목표

1. 충란배양법에 응용될 수 있는 기생충들을 설명한다. (A)
2. 충란배양법의 장점을 설명한다. (B)
3. 충란배양법을 실시하여 배양된 유충을 분리 동정한다. (A)

제6장 혈액검사(3시간)

학습목표

1. 혈액으로 진단 가능한 기생충의 종류를 설명한다. (A)
2. 야간 출혈성의 개념을 설명한다. (A)
3. 후층도말과 박층도말을 실시한다. (A)
4. 염색표본을 검경하여 Plasmodium과 Microfilaria를 동정한다. (A)

제7장 요충란 검사법(2시간)

학습목표

1. Scotch tape 항문주위 도말법을 실시한다. (A)
2. 검경하여 요충란을 감별한다. (A)
3. 요충란의 검출률을 높이기 위한 조건들을 설명한다. (A)

제8장 요검사(3시간)

학습목표

1. 요검사로 진단 가능한 기생충들을 설명한다. (A)
2. 질편모충의 생리식염수내 검사방법을 실시한다. (A)
3. 현미경으로 질편모충을 감별, 동정한다. (A)

제9장 조충류의 편절검사(1시간)

학습목표

1. 유구조충과 무구조충의 감별진단법을 설명한다. (A)
2. 조충류의 편절검사를 실시한다. (B)
3. 유구조충란의 낭충증 등을 설명한다. (B)
4. 편절을 채취하여 Carmine 염색을 실시한다. (B)

제10장 객담검사(1시간)

학습목표

1. 객담검사로 진단이 가능한 기생충들을 설명한다. (A)
2. 현미경으로 폐흡충란을 감별, 동정한다. (A)
3. 객담검사 조작을 할 수 있어야 한다. (A)

제11장 피내반응 검사법(4시간)

학습목표

1. 폐흡충의 이소적 기생과 생활사를 설명한다. (A)
2. 위양성, 위음성 그리고 교차반응에 의한 결과를 설명한다. (A)
3. 간흡충과 폐흡충의 피내반응 검사법을 실시하고 판정한다. (A)
4. 간흡충과 폐흡충의 항원관리를 설명한다. (A)

병원감염관리학

차 례	단 원	강의시간
제1장	병원감염과 미생물의 관계	1
제2장	병원감염관리학 개요	1
제3장	감염관리 전문직의 기능과 역할	1
제4장	병원환경의 무균술과 손 씻기	1
제5장	소독과 멸균	2
제6장	병원직원 천자 사고 감염	1
제7장	미생물담당 임상병리사의 역할	2
제8장	병원환경 미생물의 배양	2
제9장	감염질환의 검사항목과 판독	1
제10장	검체의 취급과 검사결과의 해석	1
제11장	병원환경의 위생관리	1
제12장	감염성 폐기물의 분류와 관리	1
제13장	포도상 구균 감염	1
제14장	녹농균과 포도당 비발효 세균 감염	1
제15장	결핵균 감염	1
제16장	장구균 감염	1
제17장	진균 감염	1
제18장	혈액매개 바이러스 감염	1
제19장	소아 관련 바이러스 감염	1
제20장	개선 (옴) 감염	1
제21장	수술창상 감염	1
제22장	호흡기 감염	1
제23장	요로 감염	1
제24장	중심정맥 카테터 감염	1
제25장	욕창	1
제26장	화상 감염	1
제27장	치과영역 감염	1
제28장	기타 병원감염의 정의	1
제29장	격리	1
제30장	재택의료	1
제31장	직원교육ㆍ면회인과의 커뮤니케이션	2
제32장	병원감염관리를 위한 역학 및 통계학	4
제33장	병원감염관리의 실제	3
	합 계	43시간

제1부 병원감염관리학의 이해

제1장 병원감염과 미생물의 관계(1시간)

학습목표

1. 감염원으로서의 미생물에 대하여 학습한다.
2. 감염질환에 대한 코흐의 가설에 대하여 학습한다.
3. 병원감염관리의 선구자들에 대하여 학습한다.

제2장 병원감염관리학 개요(1시간)

학습목표

1. 병원감염의 정의에 대하여 학습한다.
2. 병원감염관리의 중요성에 대하여 학습한다.
3. 병원감염의 현황에 대하여 학습한다.

제3장 감염관리 전문직의 기능과 역할(1시간)

학습목표

1. 감염관리팀의 기능에 대하여 학습한다.
2. 감염관리팀을 구성하는 각 전문직의 역할에 대하여 학습한다.
3. 감염관리활동의 향후 과제에 대하여 학습한다.

제4장 병원환경의 무균술과 손 씻기(1시간)

학습목표

1. 내과적 무균술에 대하여 학습한다.

2. 외과적 무균술에 대하여 학습한다.
3. 마스크, 장갑, 가운사용 지침에 대하여 학습한다.
4. 손 씻기에 대하여 학습한다.
5. 손 씻기의 중요성에 대하여 학습한다.
6. 피부소독제의 종류와 특성에 대하여 학습한다.
7. 손 씻기의 계몽과 효과 판정에 대하여 학습한다.

제5장 소독과 멸균(2시간)

학습목표

1. 소독제의 기초 지식에 대하여 학습한다.
2. 소독과 멸균의 종류와 원리에 대하여 학습한다.
3. 소독제의 관리와 사용법에 대하여 학습한다.

제6장 병원직원 천자 사고 감염(1시간)

학습목표

1. 병원직원 감염에 대하여 학습한다.
2. 천자사고의 예방관리에 대하여 학습한다.
3. 천자사고 후의 처치, 대응에 대하여 학습한다.

제7장 미생물담당 임상병리사의 역할(2시간)

학습목표

1. 병원감염환자의 파악에 대하여 학습한다.
2. 감염감시의 기초지식과 시스템화에 대하여 학습한다.
3. 의료진에 대한 감염질환 보고와 대응에 대하여 학습한다.

제8장 병원환경 미생물의 배양(2시간)

학습목표

1. 미생물 오염의 감시 대상에 대하여 학습한다.
2. 멸균물의 무균 시험에 대하여 학습한다.
3. 표피 부착 미생물의 측정에 대하여 학습한다.
4. 공중 부유 입자, 부유균과 낙하균의 배양에 대하여 학습한다.
5. 피부 미생물의 채취에 대하여 학습한다.
6. 물, 액체의 미생물 검사에 대하여 학습한다.
7. 환경오염의 새로운 해석에 대하여 학습한다.
8. 환경오염 조사시 주의사항에 대하여 학습한다.

제9장 감염질환의 검사항목과 판독(1시간)

학습목표

1. 감염질환의 진단을 위한 접근에 대하여 학습한다.
2. 감염질환 진단을 위한 기본적인 검사에 대하여 학습한다.
3. 감염질환의 질환을 위한 추가검사에 대하여 학습한다.

제10장 검체의 취급과 검사결과의 해석(1시간)

학습목표

1. 검체의 취급방법에 대하여 학습한다.
2. 검체와 검사목적에 대하여 학습한다.
3. 환자 개인정보의 중요성에 대하여 학습한다.
4. 데이터 결과의 해석에 대하여 학습한다.

제11장 병원환경의 위생관리(1시간)

학습목표

1. 감염방지관리를 위한 병동의 위생관리에 대하여 학습한다.
2. 청소관련 살균제 및 소독제에 대하여 학습한다.
3. 병원환경 감염관리의 중요항목에 대하여 학습한다.

제12장 감염성 폐기물의 분류와 관리(1시간)

학습목표

1. 감염성 폐기물의 법률적 위치에 대하여 학습한다.
2. 감염성 폐기물의 정의와 그 종류에 대하여 학습한다.
3. 감염성 폐기물의 분류와 관리에 대하여 학습한다.

제2부 병원감염의 미생물의 특성

제13장 포도상구균 감염(1시간)

학습목표

1. 미생물학적 특성에 대하여 학습한다.
2. MRSA · MRSE에 의한 감염 질환의 임상적 특징에 대하여 학습한다.
3. 주요 감염 경로에 대하여 학습한다.
4. 감염 경로의 차단과 소독제에 대하여 학습한다.

第14장 녹농균과 포도당 비발효 세균 감염(1시간)

학습목표

1. 주요 감염 경로에 대하여 학습한다.
2. 포도당 비발효균의 미생물학적 특성과, 임상적 특징에 대하여 학습한다.
3. 감염경로의 차단에 대하여 학습한다.

第15장 결핵균 감염(1시간)

학습목표

1. 결핵균의 미생물학적 특성에 대하여 학습한다.
2. 결핵균의 감염 질환의 임상적 특징에 대하여 학습한다.
3. 결핵균의 주요 감염 경로에 대하여 학습한다.
4. 결핵균의 감염의 경로와 차단에 대하여 학습한다.
5. 결핵균의 소독제의 선택에 대하여 학습한다.
6. 결핵균의 치료에 대하여 학습한다.

第16장 장구균 감염(1시간)

학습목표

1. 장구균의 미생물학적 특징에 대하여 학습한다.
2. 장구균의 감염질환의 임상적 특징과 분류에 대하여 학습한다.
3. 장구균의 주요 감염경로에 대하여 학습한다.
4. 장구균의 감염 경로의 차단에 대하여 학습한다.
5. 장구균의 소독제의 선택에 대하여 학습한다.
6. 장구균의 치료에 대하여 학습한다.

제17장 진균 감염(Fungal Infection)(1시간)

학습목표

1. 진균 감염의 미생물학적 특징에 대하여 학습한다.
2. 진균 감염의 진균증의 임상적 특징에 대하여 학습한다.
3. 진균 감염의 주요 감염경로에 대하여 학습한다.
4. 진균 감염의 감염경로의 차단에 대하여 학습한다.
5. 진균 감염의 소독제의 선택에 대하여 학습한다.
6. 진균 감염의 치료에 대하여 학습한다.

제18장 혈액매개 바이러스 감염(1시간)

학습목표

1. 혈액매개 감염질환의 미생물학적 특징에 대하여 학습한다.
2. 주요 병원감염 경로와 임상적 특징에 대하여 학습한다.
3. 혈액매개 감염경로의 차단에 대하여 학습한다.
4. 수술부위에 대한 혈액매개 감염관리에 대하여 학습한다.
5. 혈액매개 감염에 대한 소독제의 선택에 대하여 학습한다.
6. 혈액매개 감염의 치료에 대하여 학습한다.

제19장 소아 관련 바이러스 감염(1시간)

학습목표

1. 소아 관련 바이러스의 미생물학적 특성에 대하여 학습한다.
2. 소아 관련 바이러스의 감염 질환의 임상적 특징에 대하여 학습한다.
3. 소아 관련 바이러스의 주요 감염경로에 대하여 학습한다.
4. 소아 관련 바이러스의 감염경로의 차단에 대하여 학습한다.
5. 소아 관련 바이러스의 소독제의 선택에 대하여 학습한다.
6. 소아 관련 바이러스의 치료에 대하여 학습한다.

제20장 개선(옴)감염(1시간)

학습목표

1. 개선충의 미생물학적 특징에 대하여 학습한다.
2. 개선 감염질환의 임상적 특징에 대하여 학습한다.
3. 개선충의 주요 감염경로에 대하여 학습한다.
4. 개선충의 감염경로의 차단에 대하여 학습한다.
5. 개선충의 소독제의 선택에 대하여 학습한다.
6. 개선충의 치료에 대하여 학습한다.

제3부 인체부위별 병원감염

제21장 수술창상 감염(1시간)

학습목표

1. 수술창상감염의 환자배경인자에 대하여 학습한다.
2. 수술창상감염의 미생물학적 특징에 대하여 학습한다.
3. 수술창상감염의 초기 징후에 대하여 학습한다.
4. 수술창상감염의 간호의 요점에 대하여 학습한다.

제22장 호흡기 감염(1시간)

학습목표

1. 호흡기감염의 환자배경인자에 대하여 학습한다.
2. 호흡기감염의 미생물학적 특징에 대하여 학습한다.
3. 호흡기감염의 초기 징후에 대하여 학습한다.
4. 호흡기감염의 간호의 요점에 대하여 학습한다.

제23장 요로감염(1시간)

학습목표

1. 요로감염의 환자배경인자에 대하여 학습한다.
2. 요로감염의 감염경로와 발생기전에 대하여 학습한다.
3. 요로감염의 원인균의 종류에 대하여 학습한다.
4. 요로감염의 간호의 요점에 대하여 학습한다.
5. 요로감염의 환자교육에 대하여 학습한다.

제24장 중심정맥 카테터 감염(1시간)

학습목표

1. 중심정맥 카테터 감염의 환자배경인자에 대하여 학습한다.
2. 중심정맥 카테터 감염의 미생물학적 특징에 대하여 학습한다.
3. 중심정맥 카테터 감염의 초기 징후에 대하여 학습한다.
4. 중심정맥 카테터 감염의 간호의 요점에 대하여 학습한다.

제25장 욕창 (Decubitus)(1시간)

학습목표

1. 욕창의 환자배경인자에 대하여 학습한다.
2. 욕창의 감염의 징후와 미생물에 대하여 학습한다.
3. 병원감염질환으로서의 욕창에 대하여 학습한다.
4. 욕창의 예방 및 치료와 간호의 요점에 대하여 학습한다.
5. 욕창의 간호와 치료에 대하여 학습한다.

제26장 화상 감염(1시간)

학습목표

1. 화상감염의 환자배경인자에 대하여 학습한다.
2. 화상감염의 미생물학적 특징에 대하여 학습한다.
3. 화상감염의 감염질환의 초기징후에 대하여 학습한다.
4. 화상감염의 간호의 요점에 대하여 학습한다.

제27장 치과영역 감염(1시간)

학습목표

1. 치과영역감염의 간호의 요점에 대하여 학습한다.
2. 치과영역감염의 배경인자와 미생물학적 특징에 대하여 학습한다.
3. 치과영역감염의 치과영역 감염관리에 대하여 학습한다.

제28장 기타 병원감염의 정의(1시간)

학습목표

1. 골 관절계 감염의 정의를 알아야 한다.
2. 중추 신경계 감염을 알아야 한다.
3. 심혈관계 감염을 알아야 한다.
4. 안면부 감염(안, 이비인후 감염)의 정의를 알아야 한다.
5. 위장관 감염을 알아야 한다.
6. 생식기 감염을 알아야 한다.
7. 전신감염의 정의를 알아야 한다.

제4부 병원감염관리의 실제

제29장 격리(1시간)

학습목표

1. 격리에 일반적인 지침에 대하여 학습한다.
2. 격리의 종류와 방법에 대하여 학습한다.

제30장 재택의료(1시간)

학습목표

1. 재택의료의 최근의 경향에 대하여 학습한다.
2. 재택의료의 환자배경인자에 대하여 학습한다.
3. 재택의료 간호의 요점에 대하여 학습한다.

제31장 직원교육 · 면회인과의 커뮤니케이션(2시간)

학습목표

1. 병원감염관리와 교육에 대하여 학습한다.
2. 병원감염관리와 계몽활동에 대하여 학습한다.
3. 환자, 면회인과의 커뮤니케이션에 대하여 학습한다.

제32장 병원감염관리를 위한 역학 및 통계학(4시간)

학습목표

1. 역학에 대하여 학습한다.
2. 역학의 정의에 대하여 학습한다.
3. 통계학에 대하여 학습한다.

제33장 병원감염관리의 실제(3시간)

학습목표

1. 감염발생 감시의 실제 및 유행의 조사에 대하여 학습한다.
2. 병원감염 감시에 대한 산출 및 조사양식에 대하여 학습한다.
3. 감염위험요인의 조사에 대하여 학습한다.
4. 미생물 배양검사의 정보에 대하여 학습한다.
5. 중환자실 월별 보고에 대하여 학습한다.

혈청학(3학점, 4학점)

차 례	단 원	강의 시간
제1장	면역학 개념 및 이해	2
제2장	항원 및 항체	3
제3장	면역계통의 수용성 매개인자	3
제4장	혈청실험실 내 검체처리 및 안전	3
제5장	항원-항체반응	3
제6장	전염성 질병의 면역반응	3
제7장	연쇄상구균 감염증	3
제8장	매독	2
제9장	진드기 관련 질병	2
제10장	톡소플라스마증	2
제11장	싸이토메갈로 바이러스	2
제12장	전염성 단핵구증	2
제13장	바이러스성 감염	2
제14장	풍진	2
제15장	후천성 면역결핍증후군	2
제16장	과민반응	2
제17장	자가면역질환	3
제18장	전신홍반낭창	2
제19장	장기이식	2
제20장	류마티스 관절염	2
제21장	종양면역 검사	2
제22장	CRP검사 및 한냉응집소검사	2
	합 계	51시간

학습목적

항원-항체반응을 이용한 혈청학적 이론 및 검사원리 방법을 습득하여 혈청학적 검사를 원활히 수행할 수 있도록 한다.

제1장 면역학 개념 및 이해(2시간)

1. 면역학에 대한 개념을 이해한다. (A)
2. 질병과 관련된 인자에 대하여 설명한다. (A)
3. 면역시스템(체액성, 세포성 등)의 기능을 설명한다. (A)
4. 선천성면역, 후천성면역 등을 이해한다. (A)
5. 면역학 발전사를 설명한다. (A)
6. 신체방어 및 질병에 대한 저항의 기전을 설명한다. (A)

제2장 항원 및 항체(3시간)

1. 항원의 개념 및 기타 특징을 이해한다. (A)
2. 항체의 개념을 이해한다. (A)
3. 면역글로불린 클라스를 분류하고 특성을 이해한다. (A)
4. 아이소타입, 알로타입, 이디오타입을 설명한다. (B)
5. 항체 합성과정을 묘사한다. (A)
6. 항원항체의 결합반응을 설명한다. (A)
7. 단클론 항체를 묘사한다. (A)

제3장 면역계통의 수용성 매개인자

1. 보체의 특성을 묘사한다. (A)
2. 고전경로에 의한 보체활성과정 및 특징을 설명한다. (A)
3. 부경로의 활성 특징을 설명한다. (B)
4. 렉틴경로의 활성 특징을 설명한다. (B)
5. 보체의 생물학적 기능을 이해한다. (A)
6. 보체 수준평가 및 분석을 설명한다. (B)
7. 싸이토카인 종류별 특징을 묘사한다. (A)
8. 급성기 단백질 특징을 이해한다. (A)

제4장 혈청실험실내 검체처리 및 안전(3시간)

1. HBV와 HIV 등 감염인자의 전파과정을 이해한다. (A)
2. 감염예방에 대하여 이해한다. (A)
3. 위험물질 및 폐기물 취급 주의사항을 묘사한다. (A)
4. 혈청학적 실험절차를 묘사한다. (A)
5. 적혈구 부유액 제조방법을 설명한다. (A)
6. 계열 희석방법을 설명한다. (A)
7. 면역혈청학적 실험방법 및 원리, 기구를 이해한다. (A)
8. 혈청비동화 목적 및 방법을 설명한다. (A)
9. 혈청수송 및 보관법을 설명한다. (A)

제5장 항원 -항체반응(3시간)

1. 항원-항체반응의 원리 및 개념을 이해한다. (A)
2. 친화력과 결합력을 묘사한다. (A)
3. 특이성 및 교차반응에 대하여 설명한다. (A)
4. 항원. 항체반응에 영향을 미치는 요인에 대하여 설명 한다. (A)
5. 응집반응, 침강반응 원리 및 특징을 설명한다. (A)
6. 세포관련 항원검사법에 대하여 설명한다. (B)
7. 보체 결합반응에 대하여 설명한다. (A)
8. 효소면역 측정법, 형광항체법, 방사면역 측정법에 대하여 설명한다. (A)

제6장 전염성 질병의 면역반응(3시간)

1. 세균성, 리켓치아 열성질환의 종류, 병인학, 역학, 증상 등의 특징을 설명한다. (A)
2. 열성질환의 면역학적 특징을 설명한다. (A)
3. Widal test, Weil-Felix 반응원리, 실험과정, 결과해석을 설명한다. (A)
4. 열성질환 진단에 필요한 방법을 열거하고 원리를 설명한다.
   (EIA, FIA, Western blot, PCR) (A)

제7장 연쇄상구균 감염증(3시간)

1. 연쇄상구균 감염증의 병인, 증상, 역학 등에 대하여 묘사한다. (A)
2. 연쇄상구균의 면역학적 진단 및 평가를 설명한다. (A)
3. Antistreptolysin O 검출법을 설명한다. (A)
4. 연쇄상구균의 TSS를 설명한다. (A)
5. 연쇄상구균의 항원을 이해한다. (A)
6. Gr.A 연쇄상구균 항원검출 면역분석법 원리, 과정 및 결과해석을 설명한다. (A)

제8장 매독(2시간)

1. 1차, 2차, 잠복기, 후기 매독 및 선천성 매독의 병인, 역학, 증상 등을 묘사한다. (A)
2. 매독의 면역학적 진단평가방법을 설명한다. (A)
3. VDRL 방법 및 RPR 방법을 설명한다. (A)
4. FTA-abs 등 특이방법을 설명한다. (A)

제9장 진드기 관련 질병(2시간)

1. 라임병의 병인, 역학, 증상을 설명한다. (A)
2. 라임병의 진단평가를 설명한다. (B)
3. 라임병의 치료 및 예방법을 설명한다. (B)
4. 에를리히증의 병인, 역학, 증상을 설명한다. (A)
5. 에를리히증의 진단평가를 설명한다. (B)
6. 에를리히증의 치료 및 예방법을 설명한다. (B)

제10장 톡소플라스마증(2시간)

1. 톡소플라스마증의 병인, 역학, 증상 등에 대하여 묘사한다. (A)
2. 톡소플라스마 선천성 감염 후 후천성 감염의 증후 및 증상을 설명한다. (A)
3. 톡소플라스마증의 IgM 항체 정량 검출 및 톡소플라스마증에 대한 면역학적 진단평가를 서술한다. (A)

제11장 싸이토메갈로 바이러스(2시간)

1. 싸이토메갈로 바이러스 감염증의 병인, 역학, 증상 등을 설명한다. (A)
2. 선천성 및 후천성 싸이토메갈로 바이러스 감염의 증상 및 증후군을 설명한다. (A)
3. CMV의 진단에 대하여 묘사한다. (A)
4. CMV의 진단평가 및 혈청학적 표지자를 설명한다. (A)
5. IgM 항체의 정량검출 및 수신라텍스 응집법을 설명한다. (A)

제12장 전염성 단핵구증(2시간)

1. 전염성 단핵증의 병인, 역학, 증상 등에 대하여 설명한다. (A)
2. Heterophil Ab, Epstein Barr virus 항원 특징을 이해한다. (A)
3. 이호성항체를 포함한 면역학적 진단법에 대하여 묘사한다. (A)
4. 전염성 단핵증 진단을 위한 추정검사 및 감별검사를 비교설명 한다. (A)
5. Monoslide test 원리, 과정, 결과해석을 설명한다. (B)

제13장 바이러스성 간염(2시간)

1. 간염의 일반적 특성을 이해한다. (A)
2. 바이러스성 간염의 병인, 역학, 증상 등에 대하여 설명한다. (A)
3. A, B, C, D, E형 간염 바이러스 특징을 설명한다. (A)
4. 실험실내 진단 평가 및 예방법을 묘사한다. (A)

제14장 풍 진(2시간)

1. 풍진의 병인, 역학, 증상 등에 대하여 설명한다. (A)
2. 선천성, 후천성 풍진 감염증의 면역학적 특징을 비교한다. (A)
3. IgG에 대한 반정량 검사법 수신 latex응집법, 혈구응집억제법을 포함한 풍진의 진단평가에 대하여 설명한다. (B)

第15장　후천성 면역결핍증후군(2시간)

1. 후천성면역 결핍증의 병인학 및 증상을 설명한다. (A)
2. HIV항원 구조 및 특징을 설명한다. (A)
3. HIV-1 감염경로 및 예방에 대하여 설명한다. (A)
4. HIV 감염의 분류와 각 단계별 증상 및 특징을 묘사한다. (A)
5. HIV-1 감염의 세포이상, 면역계통의 변화 등 면역적 소견을 설명한다. (A)
6. HIV 진단평가와 혈청학적 Marker를 설명한다. (A)

第16장　과민반응(2시간)

1. 과민반응의 개념을 이해한다. (A)
2. 과민반응의 병인, 역학, 증상 등에 대하여 설명한다. (A)
3. I형 과민반응의 특징을 설명한다. (A)
4. II형 과민반응의 특징을 설명한다. (A)
5. III형 과민반응의 특징을 설명한다. (A)
6. IV형 과민반응의 특징을 설명한다. (A)
7. 과민반응의 진단에 필요한 검사방법, 원리, 과정, 결과해석 등을 이해한다. (B)

第17장　자가면역질환(3시간)

1. 자가면역질환의 정의 및 기타 특성을 설명한다. (A)
2. 주요 자가항체 종류별 특징을 설명한다. (A)
3. 기관 특이자가질환을 설명한다. (B)
4. 자가면역에서 T-B세포의 역할을 설명한다. (A)
5. 자가면역 질환 종류를 열거하고 증상을 비롯한 특징을 이해한다. (A)
6. ANA 검사방법, 원리, 과정, 결과해석 등을 설명한다. (A)

제18장 전신홍반낭창(2시간)

1. SLE발달에 영향을 끼치는 호르몬과 약제와 같은 인자를 포함한 변인을 묘사한다. (B)
2. SLE의 역학, 증상 등을 설명한다. (B)
3. SLE진단평가를 포함한 SLE의 면역학적 소견을 묘사한다. (B)
4. 항 핵 항체의 실험실 평가를 설명한다. (A)

제19장 장기이식(2시간)

1. 조직적합성 항원의 명칭과 일반적 특징을 설명한다. (A)
2. HLA와 MHC의 임상적요에 대하여 설명한다. (A)
3. 이식에서 주로 이용되는 용어를 정리한다. (A)
4. 장기이식의 형태를 묘사한다. (A)
5. graft-versus host질병을 설명한다. (A)
6. 이식편 대 숙주질병의 병인, 역학, 증상, 특징, 진단 및 예방을 설명한다. (B)
7. 이식 거부 반응을 묘사한다. (B)
8. 기관 또는 조직 거부의 기전을 설명한다. (B)
9. 면역억제 방법을 묘사한다. (B)
10. 이식 수술 후 합병증을 설명한다. (B)
11. 이종이식 특징을 설명한다. (B)

제20장 류마티스 관절염(2시간)

1. 류마티스성 관절염의 일반적인 개념을 이해한다. (A)
2. 류마티스성 관절염의 병인, 역학, 증상을 묘사한다. (B)
3. 류마티스성 관절염의 진단적 평가 및 면역학적 특징을 설명한다. (B)
4. Felty's 증후군과 juvenil류마티스성 관절염을 설명한다. (B)
5. 류마티스성 관절염의 평가 및 동정에 있어서 이용되는 진단과정을 설명한다. (B)

제21장 종양면역 검사(2시간)

1. 종양면역의 개념을 이해한다. (A)
2. 종양에 대한 신체면역 방어에 대하여 설명한다. (A)
3. 종양표지자 종류 및 관련물질을 열거한다. (A)
4. 종양에 대한 검사방법 및 원리를 설명한다. (A)
5. 종양표지자 물질의 생리적 변동을 설명한다. (A)

제22장 CRP검사 및 한냉응집소검사(2시간)

1. CRP의 특징과 감염증의 관계를 설명한다. (A)
2. CRP검사, 원리, 과정 및 결과해석을 이해한다. (A)
3. 한냉응집소의 병인학, 감염경로, 증상 등 특징을 설명한다. (A)
4. 한냉응집반응검사의 원리, 실험과정 및 결과 해석 등을 이해한다. (A)
5. CRP검사 및 한냉응집소검사의 진단적 의의를 설명한다. (A)

면역학(3학점)

차 례	단 원	강의시간
제1장	면역학의 개념 및 역사	2
제2장	선천성 면역	2
제3장	항원	2
제4장	면역글로불린	3
제5장	보체	2
제6장	항원-항체반응	3
제7장	항체 형성	2
제8장	면역반응 관련 세포	2
제9장	B림프구의 기능	2
제10장	T림프구의 기능	2
제11장	T세포와 B세포간의 상호작용	2
제12장	MHC와 T세포 수용체	2
제13장	항원에 대한 면역반응	2
제14장	세포성면역	2
제15장	면역조절	2
제16장	이식면역	2
제17장	관용 및 자가면역	2
제18장	과민 반응	2
제19장	종양 면역	2
제20장	면역결핍	2
	합 계	42시간

학습목적

주기초면역의 특성을 이해하고 임상의학분야 및 생명과학에 적용한다.

제1장 면역의 개념 및 역사(2시간)

1. 면역의 개념을 정의한다. (A)
2. 면역의 발전사를 설명한다. (A)
3. 체액성 면역을 설명한다. (A)
4. 세포성 면역을 설명한다. (A)
5. 관용을 설명한다. (A)
6. 면역반응기전을 이해한다. (A)
7. 선천성 면역과 후천성 면역을 설명한다. (A)

제2장 선천성 면역(2시간)

1. 특이면역, 비특이면역의 비교 설명한다. (A)
2. 감염에 대한 방어를 설명한다. (A)
3. 감염에 대한 탐식세포의 반응 개념에 대해 설명한다. (A)
4. 화학주성에 대해 설명한다. (A)
5. 세포내 세균사멸의 산소의존 및 산소비의존사멸작용에 대해 설명한다. (A)
6. 비특이면역 반응관련세포에 대해 설명한다. (A)

제3장 항원(2시간)

1. 항원개념을 설명한다. (A)
2. 면역원성 조건에 대해 설명한다. (A)
3. 항원의 화학적 특성에 대해 설명한다. (A)
4. T-cell의존성항원과 비의존성항원에 대해 설명한다. (A)
5. 합텐에 대해 설명한다. (A)
6. 항원결정기에 대해 설명한다. (A)
7. 슈퍼항원에 대해 설명한다. (A)

제4장 면역글로불린(3시간)

1. 면역글로불린을 정의한다. (A)
2. 면역글로불린의 기능에 대해 설명한다. (A)
3. 면역글로불린 구조에 대해 설명한다. (A)
4. 면역글로불린의 가변영역에 대해 설명한다. (A)
5. 면역글로불린 절편의 구조와 기능에 대해 설명한다. (A)
6. 면역글로불린의 class와 subclass의 구조 및 특성에 대해 설명한다. (A)
7. 면역글로불린 : 아이소타입, 알로타입, 이디오타입에 대해 설명한다. (B)
8. 단클론 항체를 묘사한다. (A)

제5장 보체(2시간)

1. 보체 개념을 이해한다. (A)
2. 보체활성화 경로의 고전경로에 대해 설명한다. (A)
3. 보체활성화 경로의 부경로에 대해 설명한다. (B)
4. 보체활성화 경로의 렉틴경로에 대해 설명한다. (B)
5. 보체 활성화에 의한 생물학적 활성산물 및 기능에 대해 설명한다. (A)
6. 보체수준평가 및 분석을 설명한다. (B)

제6장 항원-항체반응(3시간)

1. 항원-항체 반응의 개념을 설명한다. (A)
2. 친화력에 대해 설명한다. (A)
3. 결합력에 대해 설명한다. (A)
4. 특이성 및 교차반응에 대해 설명한다. (A)
5. 항원-항체반응에 영향을 미치는 요인에 대해 설명한다. (A)
6. 응집시험법 종류에 대해 설명한다. (A)
7. Coombs 시험에 대해 설명한다. (A)
8. 침강시험법 종류에 대해 설명한다. (A)
9. 방사면역측정법 및 효소면역측정법에 대해 설명한다. (A)

10. 세포관련 항원검사법에 대해 설명한다. (B)
11. 보체결합반응에 대해 설명한다. (A)

제7장 항체형성(2시간)

1. 항체형성의 개념을 이해한다. (A)
2. T-cell 의존항원에 대한 항체반응에 대해 설명한다. (A)
3. 일차반응과 이차반응의 특이성에 대해 설명한다. (A)
4. 일차 및 이차반응기간내 항체의 정성적 변화에 대해 설명한다. (A)
5. T-cell 의존항원에 대한 일차 및 이차세포반응 중 세포적 현상에 대해 설명한다. (B)
6. T-cell 비의존항원에 대한 항체반응에 대해 설명한다. (B)
7. 항체의 클라스전환에 대해 설명한다. (A)
8. 항체합성 과정을 설명한다. (B)

제8장 면역반응 관련세포(2시간)

1. 면역반응 관련세포의 개념을 이해 한다(A)
2. T-cell 면역반응의 특이성에 대해 설명한다. (B)
3. T-cell 수용체 특이성의 다양성에 대해 설명한다. (A)
4. T세포 수용체가 인식하는 MHC분자의 class에 대해 설명한다. (A)
5. 면역계통에 관련된 세포에 대해 설명한다. (A)
6. 면역세포와 관련된 CD분자의 특징을 이해한다. (A)

제9장 B 림프구의 기능(2시간)

1. B림프구의 개념을 이해한다. (A)
2. B림프구의 발생 및 성숙단계별 특징에 대해 설명한다. (A)
3. B세포막 단백질에 대해 설명한다. (B)
4. 항체 다양성에 대해 이해한다. (A)

제10장 T 림프구의 기능(2시간)

1. T림프구의 개념을 이해한다. (A)
2. 항원 특이 T세포 수용체의 특성에 대해 설명한다. (A)
3. TCR과 MHC분자의 상호작용에 대해 설명한다. (A)
4. T세포 수용체의 다양성에 대해 설명한다. (A)
5. 흉선 내 T세포분화에 대해 설명한다. (A)
6. 흉선 선별에 대해 설명한다. (B)
7. 림프구이동에 대해 설명한다. (A)
8. T-cell에 항원을 제공하는 세포에 대해 설명한다. (A)

제11장 T세포와 B세포간의 상호작용(2시간)

1. T세포와 B세포간의 상호작용개념을 이해한다. (A)
2. $CD4^+$ T세포의 활성화에 대해 설명한다. (A)
3. 싸이토카인 생산에 의해 구별되는 $CD4^+$ T세포에 대해 설명한다. (A)
4. $CD4^+$ 기억세포 및 $CD8^+$ T세포의 기능에 대해 설명한다. (A)
5. 세포독성 T세포에 의한 표적세포 살해에 대해 설명한다. (A)
6. B세포 활성화 및 기능에 대해 설명한다. (A)

제12장 MHC와 T세포 수용체(2시간)

1. 주요조직적합성 복합체의 개념을 이해한다. (A)
2. MHC 분자의 구조(MHC 클라스 Ⅰ, Ⅱ)를 설명한다. (A)
3. T세포 수용체(TCR)를 설명한다. (A)
4. 세포간 상호작용에 관련된 세포표면분자를 설명한다. (A)

제13장 항원에 대한 면역반응(2시간)

1. 항원에 대한 면역반응개념을 이해한다. (A)
2. 항원처리 및 제공에 대해 설명한다. (A)
3. 흉선의 역할에 대해 설명한다. (B)

제14장 세포성 면역(2시간)

1. 세포성 면역의 개념을 이해한다. (A)
2. 항체형성에 있어서의 협조 T-cell과 B-cell 간의 상호작용을 설명한다. (A)
3. 흉선 비의존 항원을 설명한다. (A)
4. CD marker 대해서 설명한다. (A)
5. 싸이토카인(cytokine) 종류 및 특성을 설명한다. (A)

제15장 면역 조절(2시간)

1. 면역조절의 개념을 이해한다(A)
2. 세포성 면역작용 내에서 협조 T세포의 역할을 설명한다. (A)
3. 협조T세포의 소집단 : TH1 및 TH2에 대해 설명한다. (A)
4. 싸이토카인과 항체의 클라스 전환을 설명한다. (B)
5. 자연면역 및 특이면역에서의 대식세포의 역할을 설명한다. (A)
6. 세포독성 T-세포 기능 및 특성을 설명한다. (A)
7. NK-살해세포의 기능 및 특성을 설명한다. (A)

제16장 이식 면역(2시간)

1. 이식면역의 개념을 이해한다. (A)
2. 이식의 원리에 대해 설명한다. (A)
3. 주요조직적합성 복합체의 유전자 및 MHC항원에 대해 설명한다. (A)

4. 동종이식편 거부반응에 대해 설명한다. (A)
5. 주요조직적합성 복합체 관련질환에 대해 설명한다. (B)

제17장 관용 및 자가면역(2시간)

1. 관용의 개념을 이해한다. (A)
2. 관용의 면역적 특성을 설명한다. (A)
3. 자가면역 개념을 이해한다. (A)
4. 자가면역질환의 면역학적 진단 및 면역치료요법을 설명한다. (B)

제18장 과민반응(2시간)

1. 과민반응의 개념을 정의한다. (A)
2. 알러젠(allergen)을 정의한다. (A)
3. 과민면역 반응기전(i , ii, iii, iv)에 대해 설명한다. (A)
4. 알러지 질환을 설명한다. (B)
5. 비만세포로부터 유리되는 화학매개체들의 작용을 설명한다. (B)
6. 지연형과민반응의 종류 및 특징에 대해 설명한다. (A)

제19장 종양 면역(2시간)

1. 종양면역 개념을 이해한다(A)
2. 종양관련항원에 대해 설명한다. (A)
3. 종양관련 체액성 면역기전을 설명한다. (A)
4. 종양관련 세포성 면역기전을 설명한다. (A)
5. 면역학적 진단을 설명한다. (B)
6. 종양에 대한 면역요법에 대해 설명한다. (B)

제20장 면역 결핍(2시간)

1. 면역결핍의 개념을 이해한다. (A)
2. 특이 면역결핍을 설명한다. (B)
3. 비특이 면역결핍을 설명한다. (B)
4. 후천성면역결핍증(AIDS)에 대해 설명한다. (A)

임상생리학

차 례	단 원		강의시간
	순환계 분야		
	심전도	33	
제1장	심장의 해부생리		5
제2장	심전도의 기본지식		10
제3장	심전도 검사		10
제4장	심전도계측법		4
제5장	심전도증례		4
	심음도		3
제1장	서론		0.5
제2장	정상 심음도		0.5
제3장	과잉심음		0.5
제4장	심잡음		0.5
제5장	판막증 및 선천성 심질환의 심음도		0.2
제6장	심음도의 기록법		0.3
	신경계 분야		
	뇌파검사	30	
제1장	신경 기능 검사의 해부생리		4
제2장	뇌파의 기본지식		8
제3장	정상뇌파		8
제4장	뇌파검사		10
	근전도검사	16	
	유발전위검사		
	호흡계 및 기타생리 분야		
	폐기능검사	22	
제1장	호흡기의 구조와 기능		6
제2장	폐기능 검사		16

	기타생리	13	
제1장	청력검사		5
제2장	전정기능검사		5
제3장	안저기능검사		1
제4장	내시경검사		1
제5장	기타생리검사		1
	초음파분야		
	심장초음파	25	
제1장	개요		4
제2장	심장초음파 검사를 위한 해부생리		3
제3장	심장초음파 검사		5
제4장	2-D 심초음파 검사		5
제5장	M-mode검사		4
제6장	도플러 초음파검사		2
제7장	초음파검사의 이상 소견		2
	뇌혈류검사	15	
제1장	TCD기초지식		2
제2장	뇌혈관 동맥 해부학		2
제3장	TCD검사방법		7
제4장	TCD검사 측정 지표 및 영양요인		1.5
제5장	TCD검사의 장·단점		0.5
제6장	TCD검사 결과 판독		2
	합 계		31시간

순환계 분야(심전도, 심음도)

I 심전도(33시간)

제1장 심장의 해부생리(5시간)

학습목표

1. 심장의 해부도면을 가지고 해부학적 구조를 이해한다.
   1) 심장의 형태(A) 2) 심장의 판막(A) 3) 심장의 벽(A)
2. 심장의 혈액순환계(대순환, 소순환)를 이해한다. (A)
3. 심방 수축과 심방이완, 심실수축과 심실이완을 이해한다. (A)
4. 심장의 관상 순환계를 이해한다. (A)
5. 자율신경계가 심장 활동에 미치는 영향을 이해한다. (A)
6. 심장의 자극 전도계를 이해한다. (A)
7. 심장의 부경로를 이해한다. (B)
8. 심근세포의 전기 생리 현상을 이해한다. (A)
9. 심근세포의 활동전압을 이해한다.
   1) 안정막 전위 (A)
   2) 막역전 전위 또는 초과전위(A)
   3) 활동전위 (A)
10. 탈분극과 재분극을 비교 이해한다. (A)
11. 심근세포의 역치전위 관계를 이해한다. (A)
12. 심근세포의 활동전위 형성의 관계를 이해한다. (A)
13. 활동전위와 심전도 형성의 관계를 이해한다. (A)
14. 심장의 기능인 전기적 성질과 기계적 성질을 이해한다.
    1) 전기적 성질인 자동성, 흥분성, 전도성, 수축성실무율(A)
15. 흥분성과 불응기의 관계를 이해한다.
    1) 절대 불응기(A) 2) 상대 불응기(A)
    3) 수공기(A) 4) 과상기(A)
16. 심장의 주기
    1) 수축기
    2) 이완기

제2장 심전도의 기본지식(10시간)

학습목표

1. 심전도의 기본 개념을 이해한다. (A)
2. 심전도가 진단에 도움이 되는 주요 질환을 이해한다. (A)
3. 심전도의 구성요소를 이해한다.
   1) 기본 파형을 도해하여 간격, 분절을 구분 (A)
   2) 파형 및 간격, 분절의 임상적 의의 (A)
   3) 파형 및 간격, 분절의 정상치 (A)
   4) QT시간을 보정하는 이유(B)
   5) ST하강의 형태 (B)
4. 파형의 여러 가지 형태를 이해한다.
   1) 파형의 표현법 (A)
   2) 음성파와 양성파 (A)
   3) 2상성파와 2봉성파 (A)
   4) P파, QRS군, T파, ST분절의 여러 가지 모양을 도해 (A)
5. 파형의 계측법 이해한다.
   1) 심전도 기록지(A)
   2) 가로 눈금(횡축)에서 파형의 폭을 계측(실) (A)
   3) 세로 눈금(종축)에서 파형의 전압을 계측(실) (A)
   4) 표준교정전압과 감도를 비교 설명(A)
6. 표준 12 유도법을 이해한다.
   1) 표준 12유도를 구성하는 유도법 (A)
   2) 사지유도와 흉부유도를 이해 (A)
   3) 단극유도와 쌍극유도를 이해 (A)
   4) 전액면유도와 수평면유도를 이해 (A)
   5) 관전극과 불관전극을 이해 (A)
   6) 접지용 전극 (A)
7. 표준사지유도를 이해한다.
   1) Ⅰ, Ⅱ, Ⅲ유도의 2개의 관전극 간의 전위차 (A)
   2) Einthoven의 정삼각형 (A)
   3) 표준사지유도의 기본원리 (A)
8. 증폭단극사지유도를 이해한다.
   1) aVR, aVL, aVF 유도의 관전극과 불관전극 간의 전위차 (A)
   2) 증폭단극사지유도의 기본원리 (A)

3) aVR 유도에서 파형이 하향(음성)으로 나타나는 이유 (A)
4) V(voltage) 앞에 a(augmented)의 머리글자를 붙이는 이유 (B)

9. 흉부유도를 이해한다.
   1) 흉부유도 전극위치 (A)
   2) V1~V6 유도의 관전극과 불관전극 간의 전위차 (A)
   3) 흉부유도의 기본원리 (A)
10. 각 유도가 반영하는 심장의 부위를 이해한다. (A)
11. 기타 특수 유도법을 이해한다. (A)
12. 심전계의 기본 원리를 이해한다. (A)
13. 심전계의 종류를 이해한다. (A)
14. 심전계의 입력부 이해한다.
   1) 입력부의 구성을 열거하고 역할 (A)
   2) 전극의 aging처리 이유와 방법 (A)
   3) 불분극 전극의 장점 (B)
   4) 교정곡선을 교정파와 비교 (A)
   5) 버퍼증폭기의 위치와 역할 (A)
   6) 입력임피던스와 피부임피던스의 관계 (A)
   7) 전극풀(paste)의 성분과 사용 목적 (A)
15. 심전계의 증폭부를 이해한다.
   1) 증폭부의 구성을 열거하고 역할 (A)
   2) 차동증폭기의 목적 (A)
   3) 시정수의 의의 (A)
   4) 증폭기의 기본 성능 (A)
16. 심전계의 기록부 및 전원부 구성을 열거하고 이해한다. (A)
17. 기타 부속품을 설명할 수 있다.
   1) 피검자 보호퓨즈의 역할과 부착부위 (A)
   2) 필터(filter)의 기능 (A)
   3) 접지선과 1점 접지의 필요성 (A)
   4) 전기충격 방지 대책 (A)
18. 안전심전계에 대해 이해한다. (A)
19. 텔레메타 심전계를 이해한다. (A)
20. 홀터 심전계를 이해한다. (A)
21. 자동진단 심전계를 이해한다. (B)
22. 전류에 의한 생체 반응과 심전계 기기의 허용 전류치와 감전 방지대책을 비교 이해한다. (A)

제3장 심전도 검사(10시간)

학습목표

1. 심전도실의 검사 환경을 이해한다. (A)
2. 심전계의 올바른 사용 방법을 이해한다. (A)
3. 피검자의 준비사항을 이해한다. (A)
4. 심전도 기록법을 이해한다.
   1) 심전도 표준 측정조건 (A)
   2) centering의 결정방법 (A)
   3) 열펜의 온도 및 펜압에 따른 교정곡선의 여러 가지 형태를 비교 (A)
   4) 표준 12유도 이외에 보통 제Ⅱ유도를 길게 기록하는 이유 (A)
5. 심전도 검사시 혼입되는 인공산물의 종류를 이해한다. (A)
6. 인공산물의 특징을 이해한다. (A)
7. 교류 장애의 발생원인 및 제거방법을 이해한다. (A)
8. 근전도 장애의 발생원인 및 제거방법을 이해한다. (A)
9. 기선동요의 발생원인 및 제거방법을 이해한다. (A)
10. 운동부하 심전도의 검사 목적을 이해한다. (A)
11. 부하시험의 종류를 이해한다. (A)
12. 운동부하시험의 종류를 이해한다. (A)
13. 마스터 2계단법에 대하여 이해한다. (A)
14. 단회부하시험(single two step test)과 비교하여 이중부하시험(double two step test 및 삼중부하시험(triple two step test)을 이해한다. (A)
15. 답차 부하법(treadmill)을 이해한다. (A)
16. 답차 부하법(treadmill)에서 목표 부하량을 이해한다. (A)
17. 운동부하시험(트레드밀법)의 양성 판정기준을 이해한다. (A)
18. 자전거 에르고메터법을 이해한다. (A)
19. 운동부하시험의 중지기준을 이해한다. (A)
20. 24시간 심전도인 홀터(Holter) 검사 의의를 이해한다. (A)
21. 24시간 심전도인 홀터(Holter) 검사의 유도를 이해한다. (A)
22. 소아에서 심전도 기록 시 주의사항을 이해한다. (A)
23. 소아심전도 유도부위에 대하여 이해한다. (A)
24. 소아심전도 특징을 이해한다. (A)
25. 정상인의 표준사지유도의 일반적 특징을 이해한다. (A)
26. 정상인의 증폭단극사지유도의 일반적 특징을 이해한다. (A)
27. 정상인의 흉부유도의 일반적 특징을 이해한다. (A)

제4장 심전도계측법(4시간)

학습목표

1. 심박동수의 계측법을 이해한다. (실)
   1) 6초 계산 방법인 표식 이용법 (A)
   2) R-R간격 이용법 (A)
   3) 간편법 (A)

4) 계산자를 이용하는 방법 (A)

2. 규칙적인 리듬과 불규칙인 리듬 계측의 차이점을 이해한다. (A)
3. 전기축을 이해한다.
   1) 축(axis)의 정의 (A)
   2) 평균 QRS벡터의 기시부와 방향 (A)
   3) 전액면유도와 평균 전기축의 계측법 (실) (A)
   4) 정상 전기축의 범위 (A)
   5) 좌축편위와 우축편위를 비교 설명 (A)
4. 이행대를 이해한다.
   1) 이행대(transitional zone)의 정의 (A)
   2) 수평면유도와 이행대의 계측법 (실) (A)
   3) 시계방향회전과 시계반대방향회전을 이행대와 비교하여 설명 (A)

제5장 심전도증례(4시간)

학습목표

1. 부정맥판독 평가기준을 이해한다. (B)
2. 부정맥의 종류를 이해한다. (A)
3. 부정맥의 특징적 심전도를 이해한다.
   1) 정상 동성 리듬 (A)
   2) 동성빈맥 (A)
   3) 동성서맥 (A)
   4) 동성부정맥 (A)
   5) 동정지 (A)
   6) 조기심방수축 (A)
   7) 심방세동 (A)

8) 심방조동 (A)
9) 심방빈맥 (A)
10) 조기방실접합부 수축 (A)
11) 조기심실수축 (A)
12) 심실세동 (A)
13) 심실조동 (A)
14) 심실빈맥 (A)
15) 동방블록 (A)
16) 방실블록(제1도, 제2도, 제3도) (A)
17) 인공심박동기 리듬인 심장 pacing (B)
18) 우각블록 및 좌각블록 (A)
19) WPW 증후군 (A)
20) LGL 증후군 (B)

4. 심장비대의 심전도 변화를 이해한다.
   1) 심방부하(좌심방, 우심방) (A)
   2) 심실비대(좌심실, 우심실) (A)
5. 관상동맥 질환의 심전도 변화를 이해한다.
   1) 심근허혈(협심증) (A)
   2) 심근경색 (A)
6. 우심증(우흉심)의 심전도 변화를 이해한다. (A)
7. 좌·우 손이 바뀌었을 경우 심전도 변화를 이해한다. (A)
8. 심막염과 심근염의 심전도 변화를 이해한다. (B)
9. 칼륨 및 칼슘의 심전도 변화를 이해한다. (A)
10. 갑상선기능의 심전도 변화를 이해한다. (B)
11. Digitalis, Quinidine 효과작용의 심전도 변화를 이해한다. (B)

II 심음도(3시간)

제1장 서론(0.5시간)

학습목표

1. 심음도의 기본 개념을 이해한다. (A)
2. 심음、심잡음의 발생 기전을 이해한다. (A)
3. 심음도와 심전도를 비교 이해한다. (A)
4. 심음도와 심장주기, 심전도의 시상 관계를 이해한다. (A)

제2장 정상 심음도(0.5시간)

학습목표

1. 정상 심음 발생의 생리학적 기전을 이해한다.
   1) Ⅰ심음 (A)　2) Ⅱ심음 (A)　3) Ⅲ심음 (A)　4) Ⅳ심음 (A)

제3장 과잉 심음(0.5시간)

학습목표

1. 과잉 심음의 종류를 이해한다. (B)
2. 과잉 심음의 발생 원인을 이해한다. (B)
3. 판막증 및 선천성 심질환의 심전도를 이해한다. (C)

제4장 심잡음(0.5시간)

학습목표

1. 심잡음의 종류와 발생원인을 이해한다. (B)

제5장 판막증 및 선천성 심질환의 심음도(0.2시간)

학습목표

1. 4대 후천성 판막증에 대해서 이해한다. (A)
2. 5대 선천성 심장질환에 대해 이해한다. (A)

제6장 심음도의 기록법(0.3시간)

학습목표

1. 심음도 기록조건 및 피검자 준비에 대해서 이해한다. (B)

신경계 분야(뇌파, 근전도, 유발전위)

I 뇌파검사(30시간)

제1장 신경 기능 검사의 해부생리(4시간)

학습목표

1. 신경계의 구조와 기능을 이해한다. (A)
2. 뉴런(Neuron)에 대해 이해한다. (A)
3. 유수신경과 무수신경의 차이점을 이해한다. (A)
4. 시냅스(Synapse)에 대해 이해한다. (A)
5. 안정막전위(정지전위)와 활동전위를 이해한다. (A)
6. 흥분성 시냅스후 전위와 억제성 시냅스후 전위를 이해한다. (A)
7. 대뇌피질의 구조를 이해한다. (A)
8. 대뇌피질의 기능을 이해한다. (A)
9. 대뇌반구 4개의 엽(lobe)을 이해한다. (A)
10. 교련섬유, 연합섬유, 투사섬유를 이해한다. (B)
11. 뇌간의 구조를 이해한다. (B)
12. 뇌간 망상체의 부활계(뇌파의 율동성 발생기전)를 이해한다. (B)

제2장 뇌파의 기본지식(8시간)

학습목표

1. 뇌파의 정의를 이해한다. (A)
2. 뇌파검사의 임상적 의의를 이해한다. (A)

3. 뇌파검사에 영향을 주는 인자를 이해한다. (A)
4. 주파수 및 주기를 이해한다.
   1) 주파수의 정의와 단위 (A)
   2) 주기의 정의와 단위 (A)
   3) 주파수와 주기의 관계 (A)
   4) 주파수 영역에 따른 뇌파의 파형 (A)
   5) 속파와 서파를 비교 (A)
   6) 주파수에 따른 기본뇌파의 특징 (A)
   7) 뇌파의 주파수와 주기를 계측 (실) (A)
5. 진폭을 설명한다.
   1) 진폭의 정의와 단위 (A)
   2) 저진폭 및 고진폭의 범위 (A)
   3) 평탄뇌파 (A)
   4) 교정곡선의 진폭 (A)
   5) 뇌파의 진폭을 계측 (실) (A)
6. 뇌파의 위상관계를 이해한다.
   1) 위상의 정의 (A)
   2) 위상의 초점 결정방법 (A)
   3) 뇌파의 극성 (A)
   4) 1상성, 2상성, 3상성파 (A)
   5) 동위상과 역위상을 비교 (A)
   6) 위상차 (A)
7. 뇌파의 분포에 대하여 이해한다. (A)
8. 뇌파의 출현양식에 대하여 이해한다. (A)
9. 뇌파의 출현율(출현량)에 대하여 이해한다. (A)
10. 파형의 형태를 이해한다.

제3장 정상뇌파(8시간)

1. 정상 뇌파에 대해 이해한다. (A)
2. 기초율동을 이해한다. (A)
3. 정상인의 각성, 폐안, 안정 시 뇌파소견을 이해한다. (A)
4. α-blocking과 역설적 α-blocking을 이해한다. (A)
5. α 파의 연령적 변화를 이해한다. (A)

6. 속파와 서파를 이해한다. (A)
7. 자극에 의한 정상 특수 파형을 이해한다. (A)
8. 저진폭 뇌파와 평탄뇌파를 이해한다. (A)
9. 연령의 뇌파변화를 이해한다.
   1) 신생아기 (A) 2) 유아기 (A) 3) 아동기 (A)
   4) 아동기 후기~사춘기 (A) 5) 성인이후~노년기 (A)
10. 소아뇌파의 특징을 이해한다 (A)
11. 고령자 뇌파의 특징을 이해한다. (A)
12. α 파의 연령적 변화모양을 이해한다. (A)
13. 정상뇌파에 영향을 주는 생리적 요인을 이해한다. (A)
14. 성인 뇌파에 의한 수면단계의 뇌파의 특징적 소견을 이해한다.
    1) 각성기 뇌파 (A)
    2) Stage 1 (A)
    3) Stage 2 (A)
    4) Stage 3 (A)
    5) Stage 4 (A)
    6) REM 수면기 (A)
15. 비램수면과 램수면을 비교 이해한다. (A)
16. 램수면기의 특징을 이해한다. (A)
17. 수면주기와 수면주기 이상을 비교 이해한다. (A)
18. 각성반응을 이해한다. (A)
19. lazy activity(대칭성 결여 활동)에 대하여 이해한다. (A)
20. 소아의 수면시 뇌파의 특징을 이해한다. (A)
21. 수면다원검사 목적을 이해한다. (A)
22. 수면다원검사에서 기록하는 방법과 생체현상을 이해한다. (A)
23. 교대성뇌파를 이해한다. (B)

제4장 뇌파검사(10시간)

학습목표

1. 10~20system법의 전극 배치법을 이해한다.
   1) 10~20법의 전극 배치순서 (실) (A)
   2) 활성전극과 기준전극 (A)
   3) 홀수, 짝수기호 (A)

4) 전극기호를 기술하고 도해 (실) (A)
5) 전극기호의 부위명칭 (A)

2. 뇌파의 유도법을 이해한다.
   1) 유도법의 원리 (A)
   2) 입력단자 G1과 입력단자 G2의 전위차에 의한 출력 파형 (A)
   3) 활성전극과 비활성전극(기준전극)의 차이 (A)
   4) 단극유도법의 원리 (A)
   5) 단극유도법의 장점과 단점 (A)
   6) 평균 기준 전극법 (A)
   7) 쌍극유도법의 원리 (A)
   8) 쌍극유도법의 장점과 단점 (A)
   9) 삼각유도법과 Aird법 (B)
   10) 기준전극의 활성화의 문제점 (A)
3. 몽타주를 이해한다.
   1) 몽타주 의의 (A)
   2) 몽타주 작성의 기본원칙 (A)
   3) 몽타주의 표시방법 (A)
   4) 각 몽타주의 명칭, 기호 (A)
4. 뇌파 검사 시 주의사항을 이해한다. (A)
5. 뇌파계의 조작순서를 이해한다, (A)
6. 인공산물 발생 원인별 4가지 종류를 이해한다. (A)
7. 인체 내에서 유래하는 잡음을 이해한다.
   1) 잡음종류 (A)
   2) 발생원인 (A)
   3) 제거대책 (A)
8. 전극에서 유래하는 잡음을 이해한다. (A)
9. 뇌파계 본체에서 유래하는 잡음을 이해한다. (A)
10. 외부 환경에서 유래하는 잡음을 이해한다. (A)
11. 뇌파계의 기본구조를 이해한다. (A)
12. 차폐실의 개념을 이해한다. (B)
13. 전극에 대해 이해한다.
   1) 전극의 종류 (A)
   2) 분극전위와 불 분극전위를 비교 (A)
   3) 전극을 취급할 때 주의 사항 (A)
   4) 전극 풀의 성분과 사용목적 (A)
   5) 뇌파전극의 부착방법 (실) (A)

14. 전극 접촉저항을 이해한다. (A)
15. 표준교정곡선과 제동의 관계를 이해한다. (A)
16. 차동증폭기를 이해한다. (A)
17. 판별비를 이해한다. (A)
18. 저영역 차단 휠터(시정수) 및 고영역 차단 휠터의 사용목적을 이해한다. (A)
19. 비정상 뇌파 부활법 4가지 종류를 이해한다. (A)
20. 개·폐안법을 이해한다.
    1) 방법 (A)
    2) 생리적 반응 (A)
    3) 이상반응 (A)
21. 과호흡을 이해한다.
    1) 방법 (A)
    2) 생리적 반응 (A)
    3) 이상반응 (A)
    4) 과호흡에 의한 build up과 연령의 관계 (A)
    5) 금기사항 (A)
22. 섬광자극을 이해한다.
    1) 방법 (A)
    2) 생리적 반응 (A)
    3) 이상반응 (A)
23. 수면 부활을 이해한다.
    1) 자연 수면부활 (A)
    2) 약물 수면부활 (B)
    3) 비정상 뇌파가 출현하기 쉬운 수면단계 (A)
    4) 음 자극부활 (A)
24. 돌발성 극파계 이상파와 간헐성 서파 burst를 종류별로 열거하고 이해한다. (A)
25. 서파계 이상파의 종류별로 열거하고 이해한다. (B)
26. 간질관련 용어에 대하여 이해한다. (B)
27. 간질에 대한 최신 진단법과 치료법에 대하여 이해한다. (B)
28. 간질 발작의 분류별 특징을 이해한다. (B)
29. 혼수에 따른 뇌파의 유형에 대하여 이해한다. (B)
30. 뇌사판정을 위한 뇌파검사의 기준에 대하여 이해한다. (B)

II 근전도 검사(16시간)

학습목표

1. 근전도검사의 개념을 이해한다. (A)
2. 근전도 검사구분과 기기의 기본 구성을 이해한다. (A)
3. 신경전기생리의 과정을 설이해다. (A)
4. 근전도기기의 주파수 대역을 이해한다. (A)
5. 근전도 기록전극의 종류와 표면전극과 침전극의 장. 단점을 비교 이해한다. (A)
6. 신경운동 단위를 이해한다. (A)
7. 말초신경의 병변에 대하여 이해한다. (A)
8. 운동신경전도속도의 전반적인 개요와 용어를 이해한다. (A)
9. 운동신경전도속도의 자극위치와 정상범위를 이해한다. (A)
10. 감각신경전도속도의 전반적인 개요와 용어를 이해한다. (A)
11. 신경자극방법과 전극위치에 대하여 이해한다. (A)
12. 후기반응에서 나타나는 파의 종류를 이해한다. (A)
13. F-파반응의 측정위치 및 정상과 비정상을 이해한다. (A)
14. H-반사파의 측정위치와 잠복기에 대하여 이해한다. (A)
15. 신경전도검사에 영향을 미치는 인자에 대하여 이해한다. (A)
16. 순목반사의 개념과 자극경로를 이해한다. (B)
17. 순목반사의 잠복기 및 임상응용을 이해한다. (B)
18. 반복신경자극검사의 자극종류 및 특징을 이해한다. (B)
19. 저빈도 반복신경자극과 고빈도 반복신경자극을 비교하여 이해한다. (B)

III 유발전위검사(8시간)

학습목표

1. 유발전위검사의 원리를 이해한다. (A)
2. 유발전위 검사 시 주의 사항을 이해한다. (A)
3. 유발전위검사의 구분을 이해한다. (A)
4. 시각유발전위의 기본원리를 이해한다. (A)
5. 시각유발전위자극의 종류를 이해한다. (A)
6. 시각유발전위의 파형 분석에 대하여 이해한다. (A)
7. 시각유발전위의 임상적 적용에 대하여 이해한다. (B)
8. 시각유발전위에 영향을 미칠 수 있는 인자에 대하여 이해한다. (A)

9. 뇌간청각유발전위의 기본원리를 이해한다. (A)
10. 뇌간청각유발전위의 종류를 이해한다. (A)
11. 뇌간청각유발전위의 파형 및 유래에 대하여 이해한다. (A)
12. 뇌간청각유발전위의 임상적 적용에 대하여 이해한다. (B)
13. 체성감각유발전위의 기본원리를 이해한다. (A)
14. 체성감각유발전위의 파형분석에 대하여 이해한다. (A)
15. 체성감각유발전위와 잠복기전위에 대하여 이해한다. (A)
16. 체성감각유발전위 파형의 근원에 대하여 이해한다. (A)
17. 체성감각유발전위의 임상적 적용에 대하여 이해한다. (B)

호흡계 및 기타생리 분야(안과,이비인후과 및 생리학적검사)

I 폐기능검사 (22시간)

제1장 호흡기의 구조와 기능(6시간)

1. 폐 해부생리

학습목표

1. 호흡기의 구조를 이해한다. (A)
2. 폐엽 및 폐구역을 비교 이해한다. (A)
3. 기관의 분지에 대해 이해한다. (A)
4. 폐포의 미세구조를 이해한다. (A)

2. 호흡(Respiration)

학습목표

1. 호흡의 주요기능을 이해한다. (A)
2. 호흡의 종류를 이해한다. (A)
3. 흡식 및 호식 운동을 이해한다. (A)

3. 호흡 생리

학습목표

1. 호흡의 기전을 이해한다. (A)
2. 폐포의 가스교환 현상을 이해한다. (A)
3. 호흡공기의 성분과 조성을 이해한다. (A)
4. 안정시 각종 가스분압(mmHg)을 이해한다. (A)
5. 호흡시 흉막(늑막) 내압 및 폐포내압의 변화를 이해한다. (A)
6. 호흡의 신경성 및 화학적 조절방식에 대해서 이해한다. (A)

제2장 폐기능 검사(16시간)

1. 개요(2시간)

학습목표

1. 폐기능 검사의 정의를 이해한다. (A)
2. 폐기능 검사의 종류를 이해한다. (A)
3. 폐기능 검사의 임상적 의의를 이해한다. (A)
4. 폐기능 검사에 사용되는 기체 표시법의 정의 및 용도를 이해한다. (A)
5. 폐기능 검사에서 기체 환산법을 이해한다. (A)
6. 폐기능 검사에 사용되는 기호와 단위를 이해한다. (A)
7. 폐기능 검사에 이용되는 보일-샤를의 법칙을 이해한다. (A)

2. 환기기능 검사(10시간)

학습목표

1. 4가지 호흡의 깊이를 이해한다. (A)
2. 폐기량 분획 중에서 폐용적의 종류, 개념 및 그 정상치를 이해한다. (A)
3. 폐기량 분획 중에서 폐용량의 종류, 개념 및 그 정상치를 이해한다. (A)
4. 사강의 개념을 이해한다. (A)
5. 폐활량계의 구조 및 원리를 이해한다. (A)
6. 폐활량 측정법 및 시행상의 주의점 등에 대해서 이해한다. (A)
7. 폐활량 곡선의 평가법 및 그 정상치를 이해한다. (A)
   1) %폐활량의 개념, 평가법 및 정상치를 이해한다. (A)

2) 노력성호기곡선의 개념, 평가법 및 정상치를 이해한다. (A)
3) 최대환기량의 개념, 평가법 및 정상치를 이해한다. (A)
4) %RV의 개념, 평가법 및 정상치를 이해한다. (A)
5) 최대환기량의 개념, 평가법 및 정상치를 이해한다. (A)

8. 폐기량의 임상적 의의에 대해서 이해한다. (A)
    1) 폐기량에 영향을 미치는 요인들에 대해서 이해한다. (A)
    2) 연령에 따른 폐기량 분획의 변화를 이해한다. (A)
    3) 환기장애 유형 및 그 양상에 대해서 이해한다. (A)
9. 유량-기량곡선의 개념, 패턴 및 그 평가법에 대해서 이해한다. (A)
10. 기능적 잔기량의 개념, 측정법 및 평가법을 이해한다. (A)

3. 환기역학 검사(1시간)

학습목표

1. 기도저항의 개념 및 평가법을 이해한다. (B)
2. 폐탄성의 개념, 종류 및 평가법을 이해한다. (B)

4. 폐포기능 검사(3시간)

학습목표

1. 폐내 가스분포 검사의 개념, 종류 및 의의에 대해서 이해한다. (A)
2. 폐쇄용적의 개념과 검사의 의의에 대해서 이해한다. (A)
3. 폐확산능 검사의 개념 및 검사의 의의에 대해서 이해한다. (A)

II 기타생리(13시간)

제1장 청력검사(5시간)

1. 청력검사의 의의를 이해한다. (C)
2. 청각계의 해부 생리를 이해한다. (C)
3. 청력검사의 조건, 종류 및 방법을 이해한다. (C)

제2장 전정기능검사(5시간)

1. 전정기능검사의 의의를 이해한다. (C)
2. 전정기능검사의 조건, 종류 및 방법을 이해한다. (C)

제3장 안저기능검사(1시간)

1. 안저기능검사를 이해한다. (C)
2. 시각계의 해부 생리를 이해한다. (C)
3. 안저기능검사 방법을 이해한다. (C)

제4장 내시경검사(1시간)

1. 내시경검사의 종류를 이해한다. (C)
2. 내시경검사의 방법과 순서를 이해한다. (C)

제5장 기타생리감사(1시간)

1. 기타생리검사의 종류를 이해한다. (C)
2. 기타생리검사의 방법을 이해한다. (C)

초음파 분야(심장초음파, 뇌혈류)

I 심장초음파(25시간)

제1장 개요(4시간)

1. 초음파

학습목표
1. 초음파의 정의를 이해한다. (A)
2. 심초음파 진단법의 특징을 이해한다. (A)
3. 초음파 검사의 한계를 이해한다. (A)
4. 초음파 진단의 대상이 되는 질환을 이해한다. (A)
5. Real time을 이해한다. (A)

2. 초음파의 성질

학습목표
1. 초음파의 일반적인 성질을 이해한다. (A)
2. 음향 임피던스를 이해한다. (A)
3. 고주파 초음파의 특성을 이해한다. (A)
4. 파장과 주파수 관계를 비교 이해한다. (A)
5. 생체 조직의 주파수 특성을 이해한다. (A)
6. 초음파의 해상력(분해능)을 이해한다. (A)
7. 초음파의 투과력을 이해한다. (A)
8. 거리분해능을 파장과 비교하여 이해한다. (A)
9. 근거리 음장과 원거리 음장을 비교 이해한다. (A)
10. 탐촉자의 반경과 방향 분해능을 이해한다. (A)

3. 초음파의 표시법

학습목표
1. 초음파 에코법의 측정원리를 이해한다. (A)
2. 초음파의 측정방법에 의한 분류를 이해한다. (A)
3. 펄스 에코법을 이용한 초음파 표시법(mode)의 기본 원리를 이해한다. (A)

1) A 모드 2) B 모드 3) M 모드

4. 도플러법의 기본 원리를 이해한다. (A)

1) 도플러 효과(원리) 2) 펄스파 도플러법 3) 연속파 도플러법

5. 초음파 검사의 적용범위와 사용 모드의 종류를 이해한다. (A)

4. 초음파의 진단장치

학습목표

1. 탐촉자 역할을 이해한다. (A)
2. 탐촉자(probe)의 구조를 이해한다. (A)
3. 탐촉자의 주파수 범위와 성인과 소아용에 사용하는 탐촉자를 비교 이해한다. (A)
4. 탐촉자의 종류 및 적용범위를 이해한다. (A)
5. 주사(scan) 방법을 이해한다. (A)
6. 인체 각 장기와 echo의 방식을 이해한다. (A)
7. 펄스 반사법을 이용한 초음파 진단장치의 기본 구성을 이해한다. (A)
8. 스위치의 기능을 이해한다. (A)

(1) Out put (2) Gain (3) STC (TGC) (4) Rejection control

(5) AGC (6) FTC (7) Dynamic range

5. 초음파 영상의 특성

학습목표

1. 허상(artifacts)의 종류를 이해한다. (A)

1) 몰입현상 2) 다중반사 3) 부극

4) 증강 5) 음향음영 6) 측방음영

제2장 심장초음파 검사를 위한 해부생리(3시간)

1. 심장의 구조

학습목표

1. 심장의 판막과 심방 및 심실 주위와의 입체적인 위치관계를 이해한다. (A)
2. 심장의 측면도를 도해한다. (A)
3. 심장의 혈류과정을 이해한다. (A)

2. 심장의 산소포화도

학습목표
1. 심장의 산소포화도(Oxygen saturation) 이해한다. (B)
2. 심실중격결손증의 산소포화도 변화에 대해 이해한다. (B)

3. 심장내의 압력

학습목표
1. 정상 심장의 4개 방(chamber)과 대혈관의 압력에 대해 이해한다. (A)
2. 대동맥판 협착증으로 좌심실과 대동맥사이의 수축기 압력 경사(gradient) 에 대해 이해한다. (B)

4. 관상순환

학습목표
1. 심장의 동맥에 대해 이해한다. (A)
2. 심장의 정맥에 대해 이해한다. (A)
3. 심장벽의 관상동맥 분포도에 대해 이해한다. (A)
4. 심장 해부학적 구조와 관상동맥의 혈류 공급을 기준으로 좌심실을 16분절(segments)로 나누고 심실벽의 운동평가에 대해 이해한다. (A)

제3장 심장초음파 검사(5시간)

1. 초음파 영상의 특성

학습목표
1. 초음파 영상의 특성을 이해한다. (A)
2. 초음파 검사의 주의사항을 이해한다. (A)
3. 음향 결합제(coupling agent)를 이해한다. (A)

2. 탐촉자의 위치

학습목표

1. 심장 초음파 검사법의 종류를 이해한다. (A)
2. 검사의 체위와 탐촉자 위치를 이해한다. (B)
3. 심장 초음파 검사를 위한 탐촉자의 위치(장축, 단축)를 이해한다. (A)
   1) 흉골좌연에서의 기록
   2) 심첨부에서의 기록
   3) 늑골궁하에서의 기록
   4) 흉골상와에서의 기록
   5) 흉골우연에서의 기록

3. 심장초음파의 종류

학습목표

1. 심장 초음파 검사의 임상적 응용(질환)을 이해한다. (A)
2. 심장 초음파 검사의 사용 모드방식과 특징을 이해한다. (B)

4. 심장초음파의 보고서

학습목표

1. 심장 초음파 보고서에 대해 이해한다. (B)
2. 심장 초음파 정상치에 대해 이해한다. (B)
3. 심장 초음파를 위한 용어(약어)에 대해 이해한다. (B)

제4장 2-D 심초음파검사(5시간)

학습목표

1. 심초음파검사의 탐촉자 위치(장축, 단축)와 심장의 단면도를 이해한다. (A)
   1) 흉골좌연에서의 기록
   2) 심첨부에서의 기록
   3) 늑골궁하에서의 기록
   4) 흉골상와에서의 기록
2. 2-D 심초음파상의 정상 에코도를 이해한다. (A)
3. 경식도 초음파를 이해한다. (B)

제5장 M-mode검사(4시간)

학습목표

1. M-mode 심장 초음파를 읽는 기본 방법을 이해한다. (A)
2. 심장초음파의 M-mode 정상파형을 이해한다. (A)
   1) 승모판막
   2) 대동맥판막
   3) 삼첨판막
   4) 폐동맥판막
   5) 좌심실의 심실중격과 좌심실후벽
3. 2-D심장 초음파에 cursor를 위치시켜 M-mode 기록을 얻는 방법을 이해한다. (A)
4. 2-D심장 초음파에 cursor를 위치시켜 M-mode 사진을 이해한다. (A)
5. 승모판 M-mode 사진을 보고 A~F파의 의미를 이해한다. (A)
6. 대동맥 및 좌심방 M-mode를 이해한다. (B)
7. 좌심실 M-mode를 측정하여 수축기능을 이해한다. (B)

제6장 도플러 초음파검사(2시간)

학습목표

1. 도플러 검사와 M-mode, 2-D검사의 차이점을 이해한다. (B)
2. 좌심실 유입 혈류의 도플러에 대해 이해한다. (B)
3. 대동맥 기시부의 도플러에 대해 이해한다. (B)

제7장 초음파검사의 이상 소견(2시간)

학습목표

1. 승모판 질환을 이해한다. (B)
2. 승모판 협착증 환자의 M-mode를 이해한다. (A)
3. 대동맥 질환을 이해한다. (B)
4. 삼첨판 질환을 이해한다. (B)
5. 폐동맥판 질환을 이해한다. (B)
6. 심방중격, 비후성 심근증 등의 특징적 소견을 이해한다. (B)

II 뇌혈류 검사(15시간)

제1장 TCD 기초지식(A) (2시간)

학습목표

1. TCD 기초지식을 이해한다. (A)
2. 초음파의 성질을 이해한다. (A)
3. 탐색자를 이해한다. (A)
4. 초음파의 영상표기 방법을 이해한다. (A)
5. 도플러효과를 이해한다. (A)
6. 도플러 초음파 변화방식을 이해한다. (A)

제2장 뇌혈관 동맥 해부학(2시간)

학습목표

1. 뇌혈관 목동맥계를 이해한다. (A)
2. 뇌혈관 척추뇌바닥동맥계를 이해한다. (A)
3. 윌리스환을 이해한다. (A)
4. 정상 곁순환로를 이해한다. (A)

제3장 TCD 검사 방법(7시간)

학습목표

1. 음향창을 이해한다. (A)
2. 경측두골 접근법을 이해한다. (A)
3. 경눈부위 접근법을 이해한다. (A)
4. 뒤통수밑 접근법을 이해한다. (A)
5. 경목 접근법을 이해한다. (A)
6. TCD 검사지표 및 영향요인을 이해한다. (A)

제4장 TCD 검사 측정 지표 및 영양요인(1.5시간)

학습목표

1. TCD 측정변수를 이해한다. (B)
2. TCD 측정지표를 이해한다. (B)
3. 혈류속도에 미치는 영향요인을 이해한다. (B)

제5장 TCD검사의 장단점(0.5시간)

학습목표

1. TCD 검사의 장·단점을 이해한다. (B)
2. TCD 제약점을 이해한다. (B)

제6장 TCD 검사 결과 판독(2시간)

학습목표

1. 정상 혈류상태를 이해한다. (B)
2. 비정상 혈류상태를 이해한다. (B)

해부학(3학점)

차 례	단 원	강의시간	
제1편	골격계	6	
제1장	개요		1
제2장	상·하지골		2
제3장	두개골		1
제4장	척주 및 흉곽		1
제5장	골반		1
제2편	근육계	6	
제1장	개요		1
제2장	두·경부근		1
제3장	체간근		2
제4장	상·하지근		2
제3편	순환기계	6	
제1장	개요		1
제2장	동맥계		2
제3장	정맥계		2
제4장	태아 및 림프순환		1
제4편	신경계	8	
제1장	서론		2
제2장	중추신경계		3
제3장	말초신경계		3
제5편	소화기계	7	
제6편	호흡기계	6	
제7편	비뇨·생식기계	4	
제1장	비뇨기계		2
제2장	생식기계		2
제8편	내분비기계	3	
제9편	총피 및 특수감각	2	
제1장	총피		1
제2장	특수감각		1
	합 계	48시간	

제1편 골격계(6시간)

학습목적

뼈의 발생, 분류 및 관절의 분류 등과 함께 신체 각 부위의 뼈(두개골, 척주, 상·하지골 등)에 대한 명칭 및 기타 해부학적 기본지식을 학습한다.

제1장 개 요(1시간)

1. 골격의 일반적 작용, 뼈의 일반적 구조 및 모양에 따른 분류법에 대해서 이해한다. (A)
2. 골 발생, 성장방법 및 골의 해부학적 특징에 대해서 이해한다. (A)
3. 체지 및 체간 골격의 종류, 분류 및 구성 뼈의 수에 대해서 이해한다. (A)
4. 운동 축에 따른 활막성 관절을 분류한다. (A)
5. 관절의 종류와 기능에 대해서 이해한다. (A)

제2장 상·하지골(2시간)

학습목표

1. 상완, 전완(요골, 척골), 수골(수근골, 중수골, 지골)의 구성에 대해서 이해한다. (A)
2. 상완, 전완(요골, 척골), 수골(수근골, 중수골, 지골)의 특징에 대해서 이해한다. (B)
3. 대퇴, 하퇴 및 족골(족근골, 중족골, 지골)의 구성에 대해서 이해한다. (A)
4. 대퇴, 하퇴 및 족골(족근골, 중족골, 지골)의 특징에 대해서 이해한다. (B)

제3장 두개골(1시간)

학습목표

1. 뇌 두개골과 안면골을 구성하는 뼈의 종류, 숫자와 특징에 대해 이해한다. (A)
2. 두개골 중에서 부비동의 종류와 특징에 대해서 이해한다. (A)
3. 두개골 중에서 두개강 저부에 있는 3개의 두개와, 천문 및 봉합에 대해 이해한다. (A)

제4장 척주 및 흉곽(1시간)

학습목표

1. 추골의 일반적 특징(가동추골, 고정추골, 척주만곡, 길이)에 대해서 이해한다. (A)
2. 경추, 흉추, 요추, 천추, 미추를 구성하는 뼈의 수와 특징을 비교 이해한다. (A)
3. 요추 천자부위와 뇌척수액의 특징(생성, 분비, 흡수, 순환 등)에 대해서 이해한다. (A)
4. 흉곽을 구성하는 뼈의 특징 및 숫자에 대해서 이해한다. (A)

제5장 골반(1시간)

학습목표

1. 대, 소골반 및 남녀 골반의 차이에 대해서 이해한다. (B)
2. 관골(장골, 좌골, 치골) 의 특징에 대해서 이해한다. (A)

제2편 근육계(6시간)

학습목적

두 · 부, 흉 · 복부, 회음, 상 · 하지 근육의 발생과 분류 등에 대해서 이해하고 근육의 작용기능에 대해서 학습한다.

제1장 개요(1시간)

학습목표

1. 근육의 구조 및 부착형태 등에 대해서 이해한다. (A)
2. 골격의 부속기관의 특징에 대해서 이해한다. (A)

제2장 두 · 경부근(1시간)

학습목표

1. 안면근, 눈의 외래근, 저작근, 설근의 종류에 대해서 이해한다. (A)
2. 안면근, 눈의 외래근, 저작근, 설근의 기능에 대해서 이해한다. (B)
3. 목의 근 및 인·후두부의 근의 종류에 대해서 이해한다. (A)
4. 목의 근 및 인·후두부의 근의 기능에 대해서 이해한다. (B)

제3장 체간근(2시간)

학습목표

1. 척주의 천배근, 심배근의 종류에 대해서 이해한다. (A)
2. 척주의 천배근, 심배근의 기능에 대해서 이해한다. (B)
3. 흉부의 천흉근, 심흉근의 종류에 대해서 이해한다. (A)
4. 흉부의 천흉근, 심흉근의 기능에 대해서 이해한다. (B)
5. 흡기근, 호기근의 종류 및 지배신경 등에 대해서 이해한다. (A)
6. 횡격막의 3개 열공을 통과하는 성분들에 대해서 이해한다. (B)
7. 복부 및 회음근의 종류에 대해서 이해한다. (A)
8. 복부 및 회음근의 종류 기능에 대해서 이해한다. (B)

제4장 상 · 하지근(2시간)

학습목표

1. 상완근(견갑부근, 견갑근), 전완의 근, 수근의 종류에 대해서 이해한다. (A)
2. 상완근(견갑부근, 견갑근), 전완의 근, 수근의 기능에 대해서 이해한다. (B)
3. 대퇴근(장골부근, 둔부근)과 하지대근(장골부근, 둔부근)의 종류에 대해서 이해한다. (A)
4. 대퇴근(장골부근, 둔부근)과 하지대근(장골부근, 둔부근)의 기능에 대해서 이해한다. (B)
5. 하퇴근(전하퇴근, 측하퇴근, 후하퇴근, 족근)의 종류에 대해서 이해한다. (A)
6. 하퇴근(전하퇴근, 측하퇴근, 후하퇴근, 족근)의 기능에 대해서 이해한다. (B)

제3편 순환기계(6시간)

학습목적

심장의 구조, 자극전도계, 혈관의 구조, 혈액 순환경로, 동맥계, 정맥계 및 태아순환에 대해서 학습한다.

제1장 개요(1시간)

1. 혈관의 형태, 종류 및 혈관벽의 구조에 대해서 이해한다. (A)
2. 심장의 구조, 자극전도계, 판막, 지배신경에 대해서 이해한다. (A)
3. 심혈관계(대순환, 소순환, 문맥순환, 뇌순환, 태아순환, 피부순환 등) 및 림프순환계에 대해서 이해한다. (A)

제2장 동맥계(2시간)

학습목표

1. 대동맥에서 분지되는 혈관의 종류에 대해서 이해한다. (A)
2. 두ㆍ경부의 동맥에서 분지되는 혈관의 종류 및 분포 부위에 대해서 이해한다. (A)
3. 상지의 동맥에서 분지되는 혈관의 종류 및 분포 부위에 대해서 이해한다. (A)
4. 체간의 동맥(흉대동맥, 복대동맥, 총장골동맥)에서 분지되는 혈관의 종류 및 분포 부위에 대해서 이해한다. (A)
5. 하지의 동맥에서 분지되는 혈관의 종류 및 분포 부위에 대해서 이해한다. (A)

제3장 정맥계(2시간)

학습목표

1. 상대정맥(두・경부의 정맥, 상지의 정맥)으로 들어오는 혈관의 종류 및 분포 부위에 대해서 이해한다. (A)

2. 체간의 정맥(기정맥, 하대정맥)으로 들어오는 혈관의 종류 및 분포 부위에 대해서 이해한다. (A)
3. 하지의 정맥으로 들어오는 혈관의 종류 및 분포 부위에 대해서 이해한다. (A)

제4장 태아 및 림프순환(1시간)

학습목표

1. 태아순환에 관여하는 혈관, 출생 후 폐쇄기구에 대해서 이해한다. (A)
2. 태아순환에 관여하는 혈관, 출생 후 순환경로에 대해서 이해한다. (B)
3. 림프관의 종류, 순환경로 및 특징에 대해서 이해한다. (A)
4. 림프양 기관의 종류와 기능에 대해서 이해한다. (A)

제4편 신경계(8시간)

학습목적

신경원, 신경교 세포의 종류 및 구조, 시냅스 등에 대해서 이해하고 중추신경계와 말초신경계의 구조와 형태에 대해서 학습한다.

제1장 서 론(2시간)

학습목표

1. 신경계 세포의 구조, 종류 및 신경종말의 기능에 대해서 이해한다. (A)
2. 시냅스의 구조, 신경흥분 전달물질 및 신경흥분 전도에 대해서 이해한다. (A)
3. 말초신경계와 중추신경계의 개념 및 특징을 이해한다. (A)
4. 척수의 구조, 척수반사의 종류 및 특징에 대해서 이해한다. (A)

제2장 중추신경계(3시간)

학습목표

1. 대뇌의 구성 성분 및 특징을 이해한다.
   1) 대뇌피질의 구조, 브로드만의 피질 영역구분, 상·하행성 흥분전도 경로 등에 대해서 이해한다. (A)
   2) 대뇌수질의 기저핵 및 신경섬유의 특징에 대해서 이해한다. (A)
   3) 대뇌 변연계의 구조와 특징에 대해서 이해한다. (A)
2. 소뇌의 구조와 특징에 대해서 이해한다. (A)
3. 뇌간의 구성 및 특징을 이해한다.
   1) 간뇌의 구성, 관련중추의 종류와 특징에 대해서 이해한다. (A)
   2) 중뇌, 뇌교, 연수의 구성, 관련중추 및 특징을 이해한다. (A)

제3장 말초신경계(3시간)

학습목표

1. 뇌신경의 구성, 종류 및 작용에 대해서 이해한다. (A)
2. 척수신경의 구성, 종류 및 작용에 대해서 이해한다. (A)
3. 자율신경계(교감 및 부교감신경) 의 분포 및 작용에 대해서 이해한다. (A)

제5편 소화기계(7시간)

학습목적

소화기관의 구성, 소화관 벽의 구조 및 소화선의 종류에 대해서 학습한다.

학습목표

1. 구강 점막의 구조, 타액선의 종류 및 특징에 대해서 이해한다. (A)
2. 혀의 유두의 종류, 인두의 구성 및 특징에 대해서 이해한다. (A)
3. 식도의 점막, 운동 및 협부에 대해서 이해한다. (A)

4. 위의 구성, 해부학적 위치, 분비선의 종류와 특징에 대해서 이해한다. (A)
5. 소장의 구성, 운동형태, 분비선의 종류와 특징에 대해서 이해한다. (A)
6. 대장의 구성, 운동형태와 특징에 대해서 이해한다. (A)
7. 췌장의 구조, 분비선 및 특징에 대해서 이해한다. (A)
8. 간의 구조, 혈관분포, 담낭의 위치 및 특징에 대해서 이해한다. (A)
9. 복막내·후 장기의 종류, 직장 및 방광의 위치에 대해서 이해한다. (A)

제6편 호흡기계(6시간)

학습목적

소화기관의 구성, 소화관 벽의 구조 및 소화선의 종류에 대해서 학습한다.

학습목표

1. 호흡기도의 구성, 비강의 구조, 부비동 종류 및 특징에 대해서 이해한다. (A)
2. 인·후두를 구성하는 후두연골의 종류와 특징에 대해서 이해한다. (A)
3. 기관지의 분지 위치, 호흡 및 세기관지의 특징, 상피의 종류 등에 대해서 이해한다. (A)
4. 폐의 구조, 폐엽, 폐구역, 폐포세포의 종류와 특징에 대해서 이해한다. (A)
5. 흉막과 종격의 정의 및 폐문 통과물들에 대해서 이해한다. (A)

제7편 비뇨·생식기계(4시간)

학습목적

남녀 비뇨·생식기의 구조와 특징에 대해서 비교 학습한다.

제1장 비뇨기계(2시간)

학습목표

1. 신장의 위치, 무게, 구조와 특징에 대해서 이해한다. (A)
2. 신원의 구조와 특징에 대해서 이해한다. (A)
3. 요관 및 방관의 구조, 점막상피의 특징에 대해서 이해한다. (A)
4. 남녀 요도의 구조에 대하여 이해한다. (B)

제2장 생식기계(2시간)

학습목표

1. 남성 생식기의 구조, 정소의 구성, 정세관 세포와 특징에 대해서 이해한다. (A)
2. 정자발생 과정, 정관, 정낭, 전립선의 특징에 대해서 이해한다. (A)
3. 여성 생식기의 구조, 난자발생 과정 및 자궁내막의 주기와 특징에 대해 이해한다. (A)
4. 남녀 생식기관에서 상동기관에 대해 이해한다. (A)

제8편 내분비기계(3시간)

학습목적

내분비 기관의 구조, 내분비선 및 호르몬의 종류에 대해서 학습한다.

학습목표

1. 내분비기관의 구조와 호르몬의 종류에 대해서 이해한다. (A)
2. 뇌하수체의 구성세포, 분비선 및 호르몬의 종류와 관련 질병에 대해서 이해한다. (A)
3. 갑상선 및 부갑상선 호르몬의 종류와 관련 질병에 대해서 이해한다. (A)
4. 췌장의 구성세포와 분비되는 호르몬의 종류와 관련 질병에 대해서 이해한다. (A)
5. 부신 호르몬의 종류와 관련 질병에 대해서 이해한다. (A)
6. 정소, 난소, 태반 호르몬의 종류와 관련 질병에 대해서 이해한다. (A)

제9편 총피 및 특수감각(2시간)

학습목적

피부 및 피부 부속기관, 특수 감각기의 구조와 종류에 대해서 학습한다.

제1장 총피(1시간)

학습목표

1. 총피의 정의, 피부 표피층의 종류 및 특징에 대해서 이해한다. (A)
2. 피부 부속기관의 종류와 특징 대해서 이해한다. (A)

제2장 특수감각(1시간)

학습목표

1. 안구벽(섬유막, 혈관막, 망막)과 굴절부(수정체, 초자체, 안방수)의 구조와 특징에 대해서 이해한다. (A)
2. 외이, 중이(고막, 고실), 내이(골미로, 막미로)의 구조와 특징에 대해서 이해한다. (A)
3. 미각 수용기의 종류와 특징에 대해서 이해한다. (A)

생리학

차 례	단 원	강의시간	
제1편	세포생리	4	
제1장	세포의 기능		1
제2장	물질수송		1
제3장	세포분열		1
제4장	신경의 기능		1
제2편	근육 및 운동 생리	6	
제1장	근육의 기능		3
제2장	운동의 기능		3
제3편	혈액생리	3	
제4편	순환생리	6	
제1장	심장의 기능		2
제2장	혈액순환		3
제3장	심음과 심전도		1
제5편	호흡생리	6	
제1장	호흡기의 기능		3
제2장	호흡조절 및 가스운반		3
제6편	소화생리 및 에너지대사	6	
제1장	소화기의 종류와 기능		4
제2장	에너지대사 및 체온조절		2
제7편	신경생리	7	
제1장	신경세포의 기능		1
제2장	중추신경계의 기능		3
제3장	말초신경계의 기능		3
제8편	내분비생리	4	
제9편	체액 및 비뇨생식 생리	4	
제1장	체액의 기능		1
제2장	신원의 기능		2
제3장	남녀 생식기의 기능		1
제10편	감각생리	2	
	합 계	48시간	

제1편 세포생리(4시간)

학습목적

세포의 구조와 기능 및 세포막을 통한 물질의 이동기전에 대해서 학습한다.

제1장 세포의 기능(1시간)

학습목표

1. 세포(핵, 세포막, 세포질)의 구조와 기능에 대해서 이해한다. (A)
2. 세포 소기관(사립체, 리보좀, 골지체, 리소좀, 용해소체, 중심체, 섬모)의 구조와 기능에 대해서 이해한다. (A)

제2장 물질수송(1시간)

학습목표

1. 수동수송의 종류, 물질수송 방식과 특징 등에 대해서 이해한다. (A)
2. 능동수송에서 물질수송 방식과 특징 등에 대해서 이해한다. (A)
3. 음세포 및 토세포작용에서 물질수송 방식과 특징 등에 대해서 이해한다. (A)

제3장 세포분열(1시간)

학습목표

1. 유사(체세포)분열 방식과 특징에 대해서 이해한다. (A)
2. 감수분열 방식과 특징에 대해서 이해한다. (A)

제4장 신경의 기능(1시간)

학습목표

1. 신경원의 구조와 특징, 신경세포에서의 활동전압 및 안정막전위의 발생기전 및 그에 따른 전해질(Na, K)의 이동에 대해서 이해한다. (A)
2. 시냅스의 정의 및 종류, 신경흥분전 달물질의 종류와 기능에 대해서 이해한다. (A)
3. 흥분성 및 억제성 시냅스 후전압에 대해서 이해한다. (A)
4. 신경흥분전도에서 역치, 실무율, 도약전도 등에 대해서 이해한다. (A)

제2편 근육 및 운동생리(6시간)

학습목적

골격근의 구조, 수축기전 및 근육수축에 따른 생리적인 변화에 대해서 학습한다.

제1장 근육의 기능(3시간)

학습목표

1. 근육의 종류(골격근, 심근, 내장근) 및 특징을 비교 이해한다. (A)
2. 골격근의 운동단위, 신경종판, 신경지배의 개념을 이해한다. (A)
3. 근원섬유의 구조(actin과 myosin)와 구성 단백질의 종류에 대해서 이해한다. (A)
4. 근수축 특징(근원섬유 길이의 변화, 분해 및 생성물, ATP의 작용, 근수축 에너지, 산소부채)에 대해서 이해한다. (A)
5. 근수축(역치, 연축, 등력성 및 등장성수축, 강축, 긴장, 마비, 강직)에 대해서 이해한다. (A)

제2장 운동의 기능(3시간)

학습목표

1. 운동 시의 생리적 변화(에너지원, 체온, 혈액성분의 변화)에 대해서 이해한다. (A)
2. 운동 중 내분비계, 순환계 및 신경계의 변화에 대하여 이해한다. (A)

제3편 혈액생리(3시간)

학습목적

혈액의 조성, 기능, 혈액형, 혈액응고, 수혈 등에 대해서 학습한다.

학습목표

1. 혈액의 구성성분 및 특징에 대해서 이해한다. (A)
2. 적혈구의 특징(수명, 용혈, 성숙인자, 조혈장소, 빈혈, 혈색소)에 대해서 이해한다. (A)
3. 백혈구와 혈소판의 기능 및 생성장소에 대해서 이해한다. (A)
4. 혈액 응고과정 및 인자, 항응고인자에 대해서 이해한다. (B)
5. ABO혈액형의 응집원, 응집소, 응집과의 관계에 대해서 이해한다. (A)

제4편 순환생리(6시간)

학습목적

심장과 혈관 속을 흐르는 혈액순환의 원리 및 혈압조절 기전을 학습한다.

제1장 심장의 기능(2시간)

학습목표

1. 심장의 구조(심방, 심실, 혈관) 및 자극전도계에 대해서 이해한다. (A)
2. 심장의 주기, 심전도 및 심음의 시간적 관계에 대해서 이해한다. (A)
3. 심박동수 및 박출량에 영향을 미치는 생리적 요인에 대해서 이해한다. (A)
4. 심장에 대한 미주신경과 교감신경의 작용에 대해서 이해한다. (A)
5. 심장의 조절(Starling의 법칙, 신경 및 액성물질에 의한 조절) 기전에 대해서 이해한다. (A)
6. 혈액순환을 조정하는 혈압조절기전에 대해서 이해한다. (A)

제2장 혈액순환(3시간)

학습목표

1. 대순환, 소순환(문맥, 폐, 뇌, 관상, 피부)의 방식과 특징에 대해서 이해한다. (A)
2. 림프순환 방식과 특징에 대해서 이해한다. (A)
3. 혈압의 특징(정상치, 임상적 고혈압 및 저혈압, 맥압)에 대해서 이해한다. (A)

제3장 심음과 심전도(1시간)

학습목표

1. 심음의 종류, 발생원인, 심전도와의 관계에 대해서 이해한다. (A)
2. 심전도 파형의 명칭, 표준 12 유도법, 임상적의의에 대해서 이해한다. (A)

제5편 호흡생리(6시간)

학습목적

폐의 기능 및 수축과 이완에 따른 생리적인 변화와 호흡기 질환에 대해서 학습한다.

제1장 호흡기의 기능(3시간)

학습목표

1. 호흡기의 구성, 외호흡과 내호흡의 과정에 대해서 이해한다. (A)
2. 호흡운동(호흡근)의 생리적 기전에 대해서 이해한다. (A)
3. 폐용적과 폐용량의 정의에 대해서 이해한다. (A)

제2장 호흡조절 및 가스운반(3시간)

학습목표

1. 산소와 이산화탄소의 운반형태 및 일산화탄소 중독에 대해서 이해한다. (A)
2. 호흡조절(신경성 및 화학적 조절)과 이상호흡의 특징에 대해서 이해한다. (A)

제6편 소화생리 및 에너지대사(6시간)

학습목적

소화기관 및 소화 부속기관의 운동, 소화액 분비 및 소화과정, 흡수기전에 대해서 설명하고 흡수된 에너지원으로부터 ATP의 생성과 소모에 따른 열생성 및 열손실 기전에 대해서 학습한다.

제1장 소화기의 종류와 기능(4시간)

학습목표

1. 소화액의 분비기전, 타액의 성분 및 생리적 기능에 대해서 이해한다. (A)
2. 위의 구조(분비선 종류), 위액의 특징(생리적 작용, 분비 자극호르몬, 소화효소)에 대해서 이해한다. (A)
3. 췌액의 구조 및 췌액의 특징(분비 호르몬, 소화효소, 분비에 대한 신경 및 호르몬의 작용)에 대해서 이해한다. (A)
4. 소장의 구조, 장액의 특징(분비 호르몬, 소화효소, 분비선)과 영양물질 흡수속도에 대해서 이해한다. (A)
5. 대장의 구조, 대장액의 특징(분비 호르몬, 소화효소, 흡수물질)에 대해서 이해한다. (A)
6. 간의 구조와 기능, 담즙의 구성 및 기능에 대해서 이해한다. (A)

학습목표

1. 해당과정에서 생성, 분해되는 물질에 대해서 이해한다. (A)
2. 대사율에 영향을 미치는 인자들에 대해서 이해한다. (A)
3. 체온조절 방식(발한 작용)에 대해서 이해한다. (B)
4. 체열의 생성 장소와 각종 장기들의 측정온도에 대해서 이해한다. (B)

제7편 신경생리(7시간)

학습목적

반사운동의 생리학적인 특징, 신체운동에 대한 대뇌피질과 소뇌의 조절기능 및 역할, 각종 기관에 대한 말초신경계와 중추신경계의 역할 및 기능에 대해서 학습한다.

제1장 신경세포의 기능(1시간)

학습목표

1. 신경세포의 구성(축삭, 돌기), 신경교세포의 종류와 기능에 대해서 이해한다. (A)
2. 시냅스 지연 및 피로, 신경전달물질의 종류에 대해서 이해한다. (A)
3. 활동전압의 개념, 흥분전도 방법(전해질의 이동)에 대해서 이해한다. (A)

제2장 중추신경계의 기능(3시간)

학습목표

1. 척수의 구조와 기능(반사궁의 구성, 척수반사 종류)에 대해서 이해한다. (A)
2. 대뇌 피질의 구조와 기능(Brodman 52영역)에 대해서 이해한다. (A)
3. 대뇌 수질의 신경섬유의 종류, 기저핵 구성 및 기능, 대뇌 변연계의 기능에 대해서 이해한다. (A)
4. 뇌파의 종류와 특징에 대해서 이해한다. (A)
5. 소뇌의 구조와 기능(운동기능 조절), 제뇌 및 중뇌 동물의 자세변화에 대해서 이해한다. (A)
6. 뇌간의 구성 및 뇌간의 운동기능에 대해서 이해한다. (A)

제3장 말초신경계의 기능(3시간)

학습목표

1. 뇌신경과 척수신경의 종류와 기능, 신경총의 종류와 그 분지, 관련질병에 대해서 이해한다. (A)
2. 교감신경과 부교감신경계의 생리적 작용에 대해서 이해한다. (A)

제8편 내분비생리(4시간)

학습목적

인체 조절기능이 있는 호로몬의 작용기전과 내분비기관에서 분비되는 호르몬의 기능 및 작용 기전을 학습한다.

학습목표

1. Peptide 호르몬과 steroid 호르몬의 종류를 열거한다. (A)
2. 뇌하수체 전엽에서 분비되는 호르몬의 종류와 기능에 대해서 이해한다. (A)
3. 갑상선 및 부갑상선에서 분비되는 호르몬의 종류와 기능에 대해서 이해한다. (A)
4. 부신과 췌장에서 분비되는 호르몬의 종류와 기능에 대해서 이해한다. (A)
5. 난소, 정소 및 태반 호르몬의 종류와 기능에 대해서 이해한다. (A)

제9편 체액 및 비뇨 · 생식생리(4시간)

학습목적

체액의 조성, 역할 및 신장을 통한 체액의 조절기전과 남녀 생식기의 구성, 성기능, 성호르몬의 분비, 수정, 착상 및 임신 등에 대해서 학습한다.

제1장 체액의 기능(1시간)

학습목표

1. 세포 내액과 외액의 구성 성분과 기능에 대해서 이해한다. (A)
2. 부종 및 탈수의 원인에 대해서 이해한다. (A)

제2장 신원의 기능(2시간)

학습목표

1. 신원의 구조와 기능, 요형성 과정(사구체여과, 여과율)에 대해서 이해한다. (A)
2. 세뇨관에서 재흡수, 분비되는 물질에 대해서 이해한다. (A)
3. 신장의 산、염기평형 조절기전에 대해서 이해한다. (B)
4. 항이뇨 호르몬(ADH)의 작용기전과 요소형성 과정에 대해서 이해한다. (A)

제3장 남녀 생식기의 기능(1시간)

학습목표

1. 정자 및 난자의 형성과정, 남성의 정액분비에 대해서 이해한다. (A)
2. 수정 및 착상부위, 자궁내막의 변화, 임신 및 태반기능에 대해서 이해한다. (A)

제10편 감각생리(2시간)

학습목적

인체가 여러 가지의 내·외부 환경으로부터 자극을 지각하여 중추에 전달하는 기전에 대해서 학습한다.

학습목표

1. 체성감각에서 감각수용기의 종류와 기능에 대해서 이해한다. (A)
2. 안구벽과 굴절부의 구성 및 기능에 대해서 이해한다. (A)
3. 망막의 순응, 동공반사, 원근조절, 빛의 굴절, 굴곡이상에 대해서 이해한다. (A)
4. 평형감각 종류와 기능에 대해서 이해한다. (A)
5. 후각과 미뢰의 기능에 대해서 이해한다. (B)

공중보건학(3학점)

차 례	단 원		강의시간
제1편	공중보건학 개론	3	
제1장	건강과 공중보건학		3
제2편	환경보건학	14	
제1장	환경위생		6
제2장	환경보전		3
제3장	산업보건		3
제4장	식품 및 기생충관리		2
제3편	역학 및 질병 관리	10	
제1장	역학개념		1
제2장	질병원인의 역학적 개념		1
제3장	역학적 연구방법		1
제4장	전염병 관리		4
제5장	비전염성 질환관리		3
제4편	보건관리	15	
제1장	보건행정 및 관리개념		2
제2장	사회보장과 건강보험		2
제3장	보건교육 및 학교보건		2
제4장	모자보건		1
제5장	인구 및 가족계획		1
제6장	보건영양		1
제7장	노인보건 및 정신보건		2
제8장	보건통계		1
제9장	사고와 중독		1
제10장	생물학적 테러		2
	합 계		42시간

학습목적

건강추구를 위한 보건학적 사고방식을 집단을 대상으로 하는 질병의 치료나 예방적 개념으로 설명하고, 지역사회를 하나의 단위로 하는 생활개념과 건강 관리체계를 이해한다. 또한 우리 인간을 둘러싸고 있는 환경에서 수많은 건강 장애요인들을 찾아내어 분석하고, 보건 사업으로 수행하는 과정 등을 익힌다.

제1편 공중보건학 개론(3시간)

학습목적

질병의 개념을 개인의 질병이 아닌 다원적인 발생과정임을 이해하고, 공중보건학의 궁극적인 목표에 대한 설명 및 이에 따른 여러 가지 저변 배경 및 공중보건의 당면 과제들을 토의한다.

제1장 건강과 공중보건학 (3시간)

학습목표

1. 질병과 건강 개념의 변천과정을 설명한다. (B)
2. 건강을 정의한다. (A)
3. 항상성설(homeostasis)을 토의한다. (B)
4. 공중보건학과 혼용하여 사용하는 명칭들을 열거한다. (B)
5. C, E, A. Winslow의 공중보건학 정의를 토의한다. (A)
6. 공중보건학의 역할을 설명한다. (A)
7. 공중보건사업 수행에 필요한 요소들을 토의한다. (A)
8. 공중보건 사업을 위한 접근방법들을 토의한다. (A)
9. 질병의 예방 개념을 단계적으로 설명한다. (A)
10. 일차보건의료의 필요성을 설명한다. (A)
11. 시대에 따른 공중보건학의 발전과정을 설명한다. (B)
12. 산업혁명기시대의 공중보건학적 배경을 설명한다. (B)
13. 19세기의 공중보건학적으로 중요한 역사적 인물을 기술한다. (B)
14. 20세기의 공중보건학적 중요한 문제들을 토의한다. (A)
15. 우리나라 주요사망 원인의 변화를 토의한다. (A)
16. 우리나라 공중보건학의 당면과제를 토의한다. (A)
17. 건강증진의 개념을 설명한다. (A)

제2편 환경보건학(14시간)

학습목적

인간을 둘러싸고 있는 모든 환경으로부터 발생하는 각종 건강 장애요인들을 찾아내어 인간과 인간집단에 미치는 영향들을 파악하고, 이를 극복하여 건강생활을 유지하는 방법 등을 토의한다.

제1장 환경위생(6시간)

학습목표

1. 환경위생학의 개념을 설명한다. (A)
2. 온열요소를 열거하고 각각에 대하여 설명한다. (A)
3. 한랭폭로에 의한 신체장해를 설명한다. (A)
4. 일광(자외선, 가시광선, 적외선)이 인체에 미치는 작용을 설명한다. (A)
5. 전리방사선의 인체장해에 대하여 설명한다. (A)
6. 산소의 인체에 대한 영향을 설명한다. (A)
7. 공기의 성분과 인체의 영향을 설명한다. (A)
8. 감각온도를 설명한다. (A)
9. 불쾌지수를 설명한다. (A)
10. 실내공기의 오염물질(CO, CO_2, 먼지)의 기준치를 토의한다. (A)
11. 군집독을 설명한다. (A)
12. 실내의 보건학적 조건(온도, 습도, 기류)들을 토의한다. (A)
13. 이상기압과 유해광선을 설명한다. (A)
14. 상수의 보건학적 의의를 토의한다. (A)
15. 중수도를 설명한다. (B)
16. 먹는물의 수질 검사항목과 그 기준을 제시한다. (A)
17. 먹는물의 대장균군 검사의 목적을 토의한다. (A)
18. 정수과정을 설명한다. (A)
19. Mills-Reinke현상을 설명한다. (A)
20. 상수의 2대 여과방법을 비교한다. (A)
21. 먹는물의 소독제로서의 조건을 열거한다. (A)
22. 불연속점 염소소독을 정의한다. (A)

23. 부활현상을 설명한다. (B)
24. 부영양화 현상을 설명한다. (A)
25. 하수도의 보건 위생적 문제를 토의한다. (B)
26. 하수의 혐기성 분해처리 방법들을 설명한다. (A)
27. 하수의 호기성 분해처리 방법들을 설명한다. (A)
28. 하수 오염측정 기준을 설명한다. (A)
29. 분뇨 및 폐기물 처리과정을 토의한다. (B)
30. 폐기물의 분류방법을 설명한다. (B)
31. 폐기물 처리방법을 토의한다. (B)
32. 내분비 교란물질을 분류하고, 관리대책을 토의한다. (A)
33. 발암물질을 분류하고 설명한다. (A)
34. 주택의 보건학적 의의를 설명한다. (B)
35. 환기방법을 설명한다. (A)
36. 채광과 조명이 인체에 미치는 영향을 토의한다. (A)
37. 의복의 위생적 조건과 방한력을 설명한다. (A)
38. 구충, 구서의 일반적 원칙을 토의한다. (B)
39. 위생해충의 구제방법을 열거한다. (B)
40. 소독과 멸균을 정의한다. (A)
41. 멸균법의 종류를 열거한다. (A)
42. 석탄산계수를 정의한다. (B)
43. 소독약품들을 열거하고 살균기전에 대하여 토의한다. (A)

제2장 환경보전(3시간)

학습목표

1. 대기오염을 정의한다. (A)
2. 기온역전을 정의한다. (A)
3. 일차 대기오염물질과 이차 대기오염물질을 구분한다. (A)
4. 광화학적 작용을 설명한다. (A)
5. 주요 대기오염 원인물질을 열거한다. (A)
6. 세계적인 대기오염 사건을 열거하고, 그 원인을 설명한다. (B)
7. London형 스모그와 LA형 스모그의 특징을 비교 설명한다. (A)
8. 대기오염물질의 기준치를 토의한다. (A)
9. 독성 대기 오염물질(toxic air pollutants)을 설명한다. (A)

10. 성층권 오존을 설명한다. (B)
11. 지구의 온난화 현상을 설명한다. (A)
12. 수질오염과 보건학적 문제들을 설명한다. (B)
13. 수질오염에 대한 실제적인 피해내용을 열거한다. (B)
14. 수질오염의 기준항목을 열거한다. (A)
15. 소음을 정의한다. (B)
16. 소음의 측정단위를 설명한다. (B)
17. 소음의 인체영향을 설명한다. (A)
18. 소음대책을 열거한다. (B)
19. 진동증후군을 설명한다. (B)

제3장 산업보건(3시간)

학습목표

1. 산업보건의 개념을 설명한다. (A)
2. 산업보건 발전의 공헌자들을 열거하고 업적을 토의한다. (B)
3. 산업장에서 갖추어야 할 시설을 열거한다. (A)
4. 근로기준법내 근로시간에 대해 설명한다. (A)
5. 여성 및 연소근로자의 보호에 대하여 설명한다. (A)
6. 근로자의 영양관리에 대해 토의한다. (A)
7. 주요 산업재해지표를 열거하고 각각에 대해 설명한다. (A)
8. 재해발생의 특징을 설명한다. (A)
9. 직업병을 정의한다. (B)
10. 직업병 특성을 설명한다. (A)
11. 잠함병을 설명한다. (A)
12. 열중증의 종류를 열거하고, 각각을 설명한다. (A)
13. 방사선의 생체영향에 대해 설명한다. (B)
14. 진폐증의 종류를 열거한다. (A)
15. 유기용제의 중독기전, 예방대책을 설명한다. (A)
16. 유해금속을 분류하고 폭로원, 중독작용, 예방대책을 설명한다. (A)

제4장 식품위생과 기생충질환(2시간)

학습목표

1. 식품위생에서 관리되는 대상들을 토의한다. (A)
2. 인수공통질병을 열거한다. (A)
3. 감염형 식중독의 종류와 특성을 설명한다. (A)
4. 독소형 식중독의 종류와 특성을 설명한다. (A)
5. 동·식물에 의한 식중독을 열거하고 설명한다. (A)
6. 식중독을 일으키는 화학물질을 열거하고 설명한다. (A)
7. 식품의 변질과 보존방법에 대하여 토의한다. (B)
8. 선충류를 설명한다. (A)
9. 조충류를 설명한다. (A)
10. 흡충류를 설명한다. (A)

제3편 역학 및 질병관리(10시간)

학습목적

전염병의 발생과정과 관리방법 등을 토의하고, 역학의 과학적 분석방법의 응용방법들을 설명한다. 또한 법정 전염병의 종류들을 설명하고 관리방법을 토의한다.

제1장 역학개념(1시간)

학습목표

1. 역학의 개념을 설명한다. (A)
2. 질병발생 다인설로 바퀴모형, 역학적 삼각형, 원인망형을 비교한다. (A)
3. 질병의 자연사 단계와 각 단계에서의 예방조처를 설명한다. (A)
4. 질병발생의 시간적, 지리적, 사회적, 인구학적 현상을 비교 설명한다. (A)
5. 역학 연구의 고전적 사례들을 토의한다(John Snow의 콜레라, 펠라그라, 폐암 등의 연구 대하여 토의한다). (A)

제2장 질병원인의 역학적 개념(1시간)

학습목표

1. 전염병 생성에 필요한 6가지 요소를 설명한다. (A)
2. 급성전염병과 만성전염병의 차이를 비교 설명한다. (B)
3. 감염지수 또는 접촉지수를 설명한다. (A)
4. 숙주의 면역의 종류를 분류한다. (A)
5. Vaccine과 toxoid 종류를 분류한다. (A)
6. 불현성감염(inapparent infection)이 중요시되는 이유를 설명한다. (A)
7. 잠복기와 세대기를 비교 설명한다. (A)
8. 보균자의 종류를 열거한다. (A)
9. 집단면역을 설명한다. (B)
10. 법정 전염병의 역학적 특성 및 관리방법을 설명한다. (A)

제3장 역학적 연구방법(1시간)

1. 연구방법으로 기술역학을 설명한다. (A)
2. 환자군-대조군 연구 방법을 설명한다. (A)
3. 코호트 연구 방법을 기술한다. (A)
4. 비교위험도(relative risk)와 교차비(odds ratio)를 비교 설명한다. (A)
5. 후향성 조사와 전향성 조사를 설명한다. (A)
6. 역학적 연구방법들의 인과관계 규명의 확실성 수준을 비교한다. (A)
7. 진단검사법의 감수성(sensitivity)과 특이성(specificity)을 설명한다. (A)
8. 유병률(prevalence rate)과 발생률(incidence rate)을 비교한다. (A)

제4장 전염병 관리(4시간)

1. 전염병의 일반적 관리방법을 열거한다. (A)
2. 건강격리(검역)를 설명한다. (A)
3. 소화기계 전염병의 종류와 관리대책에 대하여 설명한다. (A)
4. 호흡기계 전염병의 종류를 열거하고 양상을 설명한다. (A)
5. 장티프스의 관리방법을 토의한다. (A)
6. 폐결핵 집단검진 방법을 토의한다. (A)

제5장 비전염성 질환관리(3시간)

1. 만성질환(생활습관병)의 개념을 설명한다. (A)
2. 뇌혈관 질환의 역학적 특성과 관리방법을 설명한다. (A)
3. 고혈압증의 역학적 특성과 관리방법을 설명한다. (A)
4. 동맥경화증의 역학적 특성과 관리방법을 설명한다. (A)
5. 당뇨병의 역학적 특성과 관리방법을 설명한다. (A)
6. 암의 역학적 특성과 관리방법을 설명한다. (A)
7. 비만의 역학적 특성과 관리방법을 설명한다. (A)

제4편 보건관리(15시간)

학습목적

국민의 보건생활을 향상시킬 수 있도록 제도와 여건들을 찾아내어 보건행정의 효율을 높이는 방법들을 토의한다. 또한 복지사회 실현을 위한 국가적 제도들과 보건관리사업 등을 설명한다. 아울러 보건사업을 위한 우리 나라의 의료자원의 실태를 파악해보고, 보건 통계방법의 응용법을 익힌다.

제1장 보건행정 및 관리개념(2시간)

학습목표

1. 보건행정의 개념을 설명한다. (B)
2. 중앙보건행정의 장단점을 토의한다. (A)
3. 보건행정의 특성을 설명한다. (A)
4. 보건복지부의 주요업무를 알아본다. (B)
5. 보건행정의 범위에 대해서 토론한다. (B)
6. 보건의료와 관리의 개념을 설명한다. (A)
7. 우리나라의 보건행정사를 알아본다. (B)
8. 보건복지부 소속기관들의 업무를 비교한다. (A)

9. 보건소의 업무와 역할을 설명한다. (A)
10. 국제보건조직을 열거하고 기능을 설명한다. (A)

제2장 사회보장과 건강보험(2시간)

학습목표

1. 국민의료의 목표를 설명한다. (B)
2. 사회보장의 개념을 설명한다. (A)
3. 사회보험의 종류와 특성을 설명한다. (A)
4. 공적부조의 종류와 특성을 설명한다. (A)
5. 국민건강보험을 설명한다. (B)
6. 국민건강보험 급여내용을 설명한다. (A)
7. 진료비용의 본인 일부 분담제를 설명한다. (A)
8. 행위별수가제와 포괄수가제를 비교 설명한다. (B)
9. 국민연금을 설명한다. (A)
10. 의료급여제도를 설명한다. (A)
11. 의료전달체계를 정의한다. (A)
12. 산업재해보험의 특성을 설명한다. (B)

제3장 보건교육 및 학교보건(2시간)

학습목표

1. 학교보건의 개념을 설명한다. (A)
2. 학교보건의 대상과 영역을 설명한다. (A)
3. 학교보건 관련법 등을 조사 토론한다. (B)
4. 학교보건조직과 구성원을 설명한다. (B)
5. 학교보건 서비스의 종류를 열거한다. (A)
6. 학교급식의 중요성을 토의한다. (B)
7. 효과적인 보건교육을 위한 사전지식을 설명한다. (A)
8. 보건교육의 방법을 설명한다. (A)
9. 보건교육의 교육자료 등에 대해 장단점을 토론한다. (A)
10. 집단 접촉방법 내용을 설명한다. (A)

제4장 모자보건(1시간)

학습목표

1. 모자보건의 개념을 설명한다. (A)
2. 모자보건의 목적을 설명한다. (A)
3. 모성의 중요질병과 원인을 설명한다. (A)
4. 모자보건 사업의 주요지표를 설명한다. (A)
5. 임신 중의 보건관리 내용을 토의한다. (B)
6. 영아사망률을 정의한다. (A)
7. 알파지수(α -Index)를 설명한다. (A)
8. 영·유아의 사망과 질환을 설명한다. (A)
9. 영·유아의 보건대책에 대해서 토의한다. (B)
10. 출산아의 주요 질환과 이상을 열거한다. (A)

제5장 인구 및 가족계획(1시간)

학습목표

1. 인구의 보건학적 문제를 토의한다. (A)
2. 인구론을 설명한다. (B)
3. 인구의 정태조사와 동태조사를 비교한다. (A)
4. 인구구성에 영향하는 요인과 연령별, 성별 구성의 기본형을 설명한다. (A)
5. 생명표작성을 설명한다. (B)
6. 인구성비를 설명한다. (A)
7. 부양비와 노령화지수를 설명한다. (A)
8. 국세조사를 설명한다. (A)
9. 가족계획의 개념을 설명한다. (A)
10. 가족계획의 내용을 토의한다. (B)
11. 피임방법의 종류와 특성을 설명한다. (A)
12. 인구대책을 토의한다. (B)

제6장 보건영양(1시간)

학습목표

1. 보건영양의 개념을 설명한다. (A)
2. 영양소의 종류와 작용을 설명한다. (A)
3. 기초대사량을 이해한다. (A)
4. 활동대사량을 이해한다. (A)
5. 식품의 특이동적작용을 이해한다. (A)
6. 신체계측 지수를 이해한다. (A)
7. 영양개선을 설명한다. (A)

제7장 노인보건 및 정신 보건(2시간)

학습목표

1. 노인보건의 개념을 설명한다. (A)
2. 노화 현상에 따른 각 기관의 질병 양상 등을 파악한다. (B)
3. 정신보건의 개념을 설명한다. (B)
4. 정신장애의 원인과 종류를 설명한다. (A)
5. 정신질환의 종류를 설명한다. (A)
6. 발육단계별 정신보건관리를 설명한다. (A)
7. 정신질환의 예방대책을 설명한다. (B)
8. 우리나라의 정신보건 대책 설명한다. (A)

제8장 보건통계(1시간)

학습목표

1. 보건통계의 개념 및 의의를 이해한다. (A)
2. 통계방법에서 도수분포를 정의한다. (A)
3. 대표치와 산포도를 정의한다. (A)
4. 정규분포를 정의한다. (A)

5. 통계에서 모수측정에 관한 여러 가지 추출법을 설명한다. (A)
6. 상관계수를 정의한다. (A)
7. 통계도표를 설명한다. (B)
8. 보건통계의 종류들을 열거하고, 해석방법을 익힌다. (B)
9. 보건통계 공식을 이해한다. (B)
10. 출산통계를 정의한다. (A)
11. 인구의 재생산을 정의한다. (A)
12. 사망통계를 설명한다. (A)
13. 인년(person-year)에 대해 설명한다. (B)

제9장 사고와 중독(1시간)

1. 사고 및 중독의 개념을 설명한다. (A)
2. 응급처치의 일반적 순서를 이해한다. (B)
3. 인공호흡법을 이해한다. (B)
4. 쇼크의 주요증상을 이해한다. (B)
5. 화상의 응급처치법을 이해한다. (B)

제10장 생물학적 테러(2시간)

1. 생물테러의 개념을 설명한다. (A)
2. 생물테러의 현황을 설명한다. (B)
3. 생물테러의 일반적 특성을 설명한다. (A)
4. 생물테러에 사용될 수 있는 병원체의 종류와 특성을 이해한다. (A)
5. 생물테러의 대응방안과 개인보호장구(personal protective equipment)를 설명한다. (A)
6. 생물테러 대상질병에 따른 검사학적 진단방법을 설명한다. (A)

의료관계법규(3학점)

차 례	단 원	강의시간
제 1 장	총론	2
제 2 장	지역보건법	6
제 3 장	의료기사 등에 관한 법률	10
제 4 장	의료법	18
제 5 장	전염병 예방법	12
	합 계	48시간

학습목적

임상병리사로서의 임무, 권리, 의무를 이해한다.

제1장 총론(2시간)

학습목표

1. 법률과 명령의 체계를 구분하여 설명한다. (A)
2. 용어에 대하여 설명한다.
   1) 위임사무. (A)
   2) 강제규정과 임의규정. (A)
   3) 허가, 인가, 신고의 차이점을 설명한다. (B)
   4) 형벌과 행정처분에 대하여 설명한다. (A)
   5) 면허증과 자격증에 대하여 설명한다. (A)

제2장 지역보건법(6시간)

학습목표

1. 지역보건법의 목적을 설명한다. (A)
2. 국가와 지방자치단체의 의무의 차이점을 설명한다. (A)
3. 지역보건 의료계획에 대하여 설명한다.
   1) 계획의 수립. (A)
   2) 계획의 내용. (A)
   3) 계획의 시행결과 평가. (A)
4. 보건소와 보건지소의 설치 및 조직에 대한 설명을 한다. (A)
5. 보건소의 업무를 열거한다. (B)
6. 보건소의 전문인력에 대한 설명을 한다.
   1) 전문인력의 자격. (A)
   2) 전문인력의 교육훈련. (A)
   3) 전문인력의 배치기준. (B)
7. 건강진단 등의 신고절차를 설명한다. (A)
8. 국고보조금에 대한 설명을 한다. (A)

제3장 의료기사 등에 관한 법률(10시간)

학습목표

1. 의료기사 등의 종별에 따른 업무범위와 한계를 설명한다. (A)
2. 치과기공소에 대한 설명을 한다.
   1) 개설자격, 인정요건. (A)
   2) 치과기공소에 대한 행정처분. (B)
   3) 지도치과의사와 치과기공사의 업무. (A)
3. 의료기사 등의 결격사유를 설명한다. (A)
4. 의료기사 등의 국가시험에 대하여 설명한다.
   1) 보건복지부장관의 업무. (A)
   2) 국가시험관리기관장의 업무. (A)
   3) 국가시험의 응시 및 면허증 교부절차. (A)
   4) 국가시험의 응시자격 제한. (A)
5. 의료기관 등의 면허등록절차를 설명한다. (A)

6. 의료기사 등의 실태와 취업상황의 신고 절차를 설명한다. (A)
7. 안경업소의 개설등록절차를 설명한다. (A)
8. 보수교육에 대한 설명을 한다. (A)
9. 면허취소사유에 대한 설명을 한다. (A)
10. 면허자격 정지 사유에 대한 설명을 한다. (A)
11. 품위손상행위를 예시한다. (A)
12. 다음의 사유발생시 벌칙을 설명한다.
    1) 무면허자의 업무. (A)
    2) 의료기사 등이 아닌 자가 명칭사용. (A)
    3) 면허증 대여시의 벌칙과 행정처분. (A)
    4) 업무상 알게된 타인의 비밀누설. (A)

제4장 의료법(18시간)

학습목표

1. 의료인의 종별에 따른 임무를 설명한다. (B)
2. 의료기관 종별에 따라 갖추어야 할 조건을 설명한다. (A)
3. 의료인의 종별에 따른 국가시험의 응시자격을 설명한다. (A)
4. 의료인의 결격사유를 설명한다.
5. 의료인의 국가시험에 대한 설명을 한다.
    1) 보건복지부장관의 업무. (A)
    2) 국가시험 관리기관장의 업무. (A)
    3) 합격자의 면허증 교부절차. (A)
6. 의료인에 대한 면허의 조건을 설명한다. (A)
7. 의료인의 권리 5개 조항을 설명한다. (A)
8. 의료인의 의무 11개 조항을 설명한다. (A)
9. 의료인 단체(중앙회)와 의료기사 등의 단체(협회)와의 차이점에 대한 설명을 한다. (B)
10. 보수교육에 대한 설명을 한다. (A)
11. 의료기관의 개설자격과 개설절차를 설명한다. (A)
12. 의료기관의 개설특례에 대한 설명을 한다. (B)
13. 의료기관의 종별에 따른 시설기준을 설명한다.
    1) 개설자·관리자의 준수사항. (A)
    2) 의료기관의 입원실 규격. (B)
    3) 의료기관의 종별에 따른 의사·한의사·간호사의 정원. (B)

14. 의료기관의 명칭 및 명칭표시에 대한 설명을 한다. (B)
15. 의료인의 면허취소 사유를 설명한다. (A)
16. 의료인의 품위손상행위를 설명한다. (A)
17. 의료심사 조정위원회의 구성과 분쟁조정 절차를 설명한다. (A)
18. 의료법에 의한 자격인정 취득사례에 대한 설명을 한다. (A)
19. 한지 의료인에 대한 설명을 한다. (A)
20. 의료유사업자에 대한 설명을 한다. (A)
21. 다음의 사유발생시 벌칙을 설명한다. (A)
    1) 진료거부. (A)
    2) 업무상 알게된 타인의 비밀누설. (A)
    3) 태아의 성감별 행위. (A)
    4) 무면허 의료행위. (A)
    5) 면허증 대여시의 벌칙과 행정처분. (A)

제5장 전염병 예방법(12시간)

학습목표

1. 전염병을 분류하고 설명을 한다.
    1) 1군 전염병의 분류방법과 종류. (A)
    2) 2군 전염병의 분류방법과 종류. (B)
    3) 3군 전염병의 분류방법. (A)
    4) 4군 전염병의 분류. (A)
2. 전염병의 분류에 따른 의사·한의사의 의무를 설명한다. (A)
3. 1군 전염병이 발생하였을 시 의료인이 아닌 자의 신고를 설명한다. (A)
4. 전염병 병원체를 분리하였을 시 신고의무자 및 신고대상 병원체를 설명한다. (B)
5. 의사·한의사의 전염병 환자의 변경 신고를 설명한다. (A)
6. 보건소장이 시장·군수·구청장에게 보고 상황을 설명한다. (A)
7. 표본감시전염병을 설명한다. (B)
8. 역학조사의 실시 시기를 설명한다. (B)
9. 성병에 관한 건강진단을 받아야할 자와 시기를 설명한다. (B)
10. 예방접종 심의위원회의 구성과 기능을 설명한다. (A)
11. 정기예방접종대상 전염병을 설명한다. (A)
12. 예방접종약의 계획생산에 대한 설명을 한다. (B)
13. 전염병 예방시설의 종류와 규모를 설명한다. (A)

14. 격리수용 대상 전염병과 격리시설을 설명한다. (A)
15. 소독을 실시해야 할 시설에 대한 설명을 한다. (B)
16. 방역관 · 검역위원 · 예방위원의 기능과 임명(위촉) 대상자를 설명한다. (B)
17. 예방접종으로 인한 국가보상시기와 절차를 설명한다. (B)

대학 임상병리학과
학습목표

2002년 1월 10일 제1판 발행
2006년 2월 10일 제1판 2쇄 발행
2009년 9월 15일 제2판 인쇄
2009년 9월 20일 제2판 발행

정가 12,000원

저 자 : 한국 임상병리학과
교수협의회 편

발행자 : 최병진

발행처 : 도서출판 **고려의학**
(110-524) 서울시 종로구 명륜4가 91
Tel. 765-0333 / 0337
Fax. 743-2288

ISBN 978-89-7043-716-3
등록번호 : 제 1-519호 1978. 6. 29.